U0069301

新思維・新體驗・新視野

SC
PUBLICATION

新喜悅・新智慧・新生活

"諾麗"我的元氣健美秘方

醫師與科學家們經過多年的研究與探索，成功的證實了諾麗中含有多種天然物質，對人體各器官組織有絕對性的功能。

諾麗NONI不是藥—但能保健康

強身、保健、長壽

古遠的果實掀起二十一世紀養生大震撼
揭開諾麗NONI養生、防老的秘密

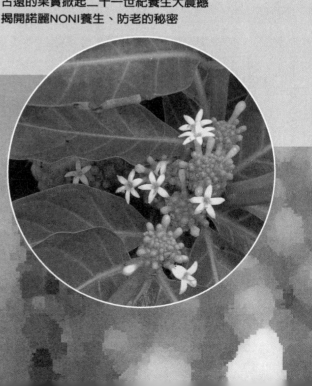

《神農本草經》記載
只能治病的為下藥
可增強精力的為中藥
能維持生命，有助長壽者為上藥
諾麗不是藥，但能抗衰老保健康

張慧敏◎編著

諾麗我的元氣健美祕方

作　　者：張慧敏

出　版　者：生智文化事業有限公司

發　行　人：宋宏智

總　編　輯：林新倫

主　　編：林淑雯

副　主　編：陳裕升

企　　劃：汪君瑜

文字編輯：龐涵怡

版面構成：董雅婷

封面設計：視覺設計工作室

印　　務：黃志賢

登　記　證：局版北市業字第677號

地　　址：台北市新生南路三段88號5樓之6

電　　話：(02)2366-0309　　　　(02)2366-0310

網址：http://www.ycrc.com.tw

讀者服務信箱：service@ycrc.com.tw

郵撥帳號：19735365　　　　戶名：葉忠賢

印刷：鼎易印刷事業股份有限公司

法律顧問：北辰著作權事務所　　蕭雄淋律師

初版二刷：2004年5月　　　　定價：新台幣280 元

ISBN：957-818-613-4

版權所有　翻印必究

國家圖書館出版品預行編目資料

諾麗！我的元氣健美祕方！張慧敏編著.—初版.
臺北市：生智,2004〔民93〕面；公分.—（元氣
系列）　　　　　　　　參考書目：面
ISBN 957-818-613-4(平裝)
1.食物治療 2.健身法
418.91　　　　　　　　　93003527

總經銷：揚智文化事業股份有限公司

地址：台北市新生南路三段88號5樓之6

電話：(02) 2366-0309 傳真：(02) 2366-0310

※本書如有缺頁、破損、裝訂錯誤，請寄回更換

Part 諾麗的主要成份和其在醫學上的理論　79

自由基的預防醫學　80

諾麗可以清除看不見的殺手──自由基

諾麗與免疫機能　87

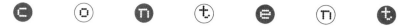

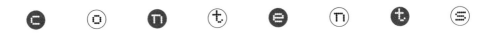

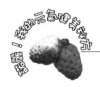

NONI — A FRUIT BURSTING WITH BENEFITS

by Dr. John Heinerman, Internationally-Renowned Nutritionist

原文：

The Polynesians have passed the wisdom of the Noni fruit （Morinda citrifolia） through their families' vivacity and good health for centuries. All parts of Noni, including its fruit, leaves, bark, roots, flower and seeds are, to various degrees, rich in vitamins, minerals, enzymes, trace elements and beneficial alkaloids. These ingredients are part of what has made Noni a prime life-enhancing, healing plant of the Pacific Islands for thousands of years. With our society's increasingly rapid pace of life, we need to be ever more conscious nowadays of maintaining and supplementing our daily regimens in taking care of our bodies. For this, Noni is, and always has been, a highly effective gift of nature. Its actions and health benefits are multitudinous, including: （1） pain reduction; （2） inflammation relief; （3） strengthening of the immune system; （4） liver detoxification; （5） cell regulation and regeneration; （6） improved oxygenation of body cells; （7） mood enhancement and energy stimulation; （8） tumor and cancer inhibition; （9） anti-bacterial and anti-viral functions; and （10） promotion of good sleep.

My colleague Hwei-Min Chang has been studying the properties of Noni for years and has written the first - and to date, most comprehensive -- book on Noni in the Chinese language. She is a brilliant, devoted nutritionist. We have worked together on many projects in the past when I have visited Taiwan, and both as a person and a nutritionist, she has gained my deepest respect and trust. This second book of hers incorporates mostly new, updated scientific knowledge on Noni, and as with her first book, I hope that "Noni —My Secret Youth Remedy" will reach and affect a wide audience.

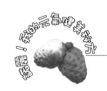

諾麗－具有突破性效益的果實

譯文：

　　幾世紀以來，波里尼西亞的居民將諾麗（Noni）學名Morinda citrifolia有關健康好處的智慧世代相傳。諾麗的各部份包括果實、葉、莖、根、花和種子均含有某些程度的維生素、礦物質、酵素、微量元素和有益的生物鹼。這些物質就是為何能讓南太平洋群島的居民千年來推崇為強健身體，具有療效植物的原因。

　　在現代生活步調繁忙的社會中，我們更需要以食品補充劑來維護我們平日的養生與保健。而諾麗正是大自然界賜與我們最有好的禮物。它的功能和健康效用是廣泛性的，其中包括有（1）降低疼痛、（2）消除發炎、（3）加強免疫機能、（4）肝臟排毒、（5）調節細胞機能和修復、（6）增進體內細胞含氧機能、（7）平穩情緒和增進精力、（8）抑制腫瘤和癌症、（9）消除細菌和病毒感染、（10）增進睡眠品質。

　　我的工作夥伴張慧敏女士深具多年對諾麗功能的研究，並且寫出第一本內容豐富的有關諾麗的中文書。她是一位認真專注有才能的營養師。在我訪問台灣期間，曾經與她一起共事過許多方案，以營養學和她的個人都深獲我的尊敬與信任。她的第二本有關諾麗的

書，集合了更多最新的諾麗科學資訊，就如她的第一本書，同樣地，我希望《諾麗！我的元氣健美秘方》將會觸及到廣大的讀者。

John Heinerman, Ph.D.

《約翰・海勒門博士》

●美國各類保健叢書暢銷作家

●世界知名醫學人類學博士

●世界知名營養學作家

●出版書籍超過58本，並譯成17國語言，全世界銷售近二千萬本

●美國猷他時報及大眾醫學期刊主編

●美國猶他州，鹽湖城醫學研究中心主任

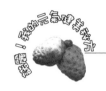

作者自序

你的食物就是你的藥物

　　拙著《神奇的諾麗》于民國八十九年出版至今，有關諾麗的研究文獻又有許多突破性的發現，雖然《神奇的諾麗》在民國九十一年二版時曾新增附錄，但是總覺得內容不夠詳盡，有愧讀者，心懷使命感，重新整理諾麗資訊，以更充實的內容提供給社會大眾，是我希望早日完成的心願。但是由於整理另外兩本書籍的出版事宜，一直未能定下心來整理有關諾麗的新稿件。如今《礦物質的聚會》、《好水，好健康》兩本書順利出版發行，並且受到廣大讀者的熱烈迴響，更激發我要將好的健康理念與好的保健食物與讀者和熱愛自然養生的朋友們分享。

　　諾麗（Noni）養生的熱潮有逐漸延展的趨向，它雖然是熱帶地區人民經常引用的保健食物，但是近幾年來諾麗的果實和葉子正式以果汁、乾燥製劑、或是科學萃取濃縮的形式推廣之後，才逐漸受到科學界、食品界，甚至醫學界的肯定，尤其在自然療法的領域中，希望達到不藥而癒的目標，更需要以人體本身的「自然治癒力」來發揮其功能，將人體內毒素，自由基或氧化脂排出體外，同時再進行修復被損壞的細胞。諾麗同時具有排毒與修復的功能，在「醫食同源」的理念下，成為日常預防保健的大眾食物，但是往往服用

後又奇蹟似的改善了許多特殊病患的症症。《諾麗！我的元氣健美祕方》的書名，則是出於《神奇的諾麗》忠實的讀者提供給我太多驚喜感人的故事，令人不得不相信，諾麗不是藥，但能帶給許多無助的病患新的希望。

　　在行政院衛生署藥政處服務的游宏樞先生，當他在社區大學上全民醫學教育課時曾經解釋過一顆藥丸被核准上市的背景和其來龍去脈，提及到一種藥品從研究到核准上市平均要花八到十年的功夫，並且至少要花一億到八億美金的研究發展經費。因此一種藥的上市，平均要花五億美金，也就是新台幣一百七十五億元，而這筆龐大的費用，除了花費在最先前的動物實驗外，大部分是花在人體的臨床試驗上，也就是要檢驗此藥品的「安全性」和「有效性」。一般這類檢測的第一期臨床試驗是首先測試其「安全性」，這要找將近一百位健康人來作試驗；第二期臨床試驗是大規模地測試「安全性」，並且同時考慮其「有效性」，其間被測試的人數至少有上百人；第三期的臨床試驗則是大規模地測試「有效性」，其人數一般可達到兩、三千人。如果這些測試的結果佔有80%的安全性及有效性，而另有20%測試具有安全性而無有效性時，基本上這種藥品將會通過各國中央主管機關所聘請的專家們審核上市。大家可能有經驗，同樣的一種藥，朋友吃了很有效，但是您吃了之後不但無效還會瀉肚子。這就是因為藥品的有效或無效並不是百分之百。如果您

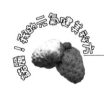
是屬於先前所提臨床試驗中的百分之八十，那就有效。如果您是屬於另外的百分之二十，那就可能要請您換藥了。諾麗具有的「安全性」和「有效性」早已歷經兩千多年的測試與見證。尼爾‧所羅門醫師在其再版的《大自然的靈藥——諾麗》（Noni: Nature's Amazing Healer）中依據其調查以五十多位醫師給超過一萬人服用諾麗後的報告指出，有接近80%的諾麗服用者獲得多方面的改善，並且是具有絕對的安全性。諾麗不需要再浪費八到十年的測試期，更不需要花費龐大的經費來重新確認二千年來已經被廣泛食用的保健食物。更確切而言，試問哪一家製藥廠願意花上億的金錢來驗證世上隨手可得的自然食品呢？

西元前三百年前有位哲學家希羅‧費理斯（Hero Philies）就曾說過「當健康不在時，智慧就不見了，藝術無法表達，體力無法使用，財富無用，理性也無所適從了」。古希臘名醫希帕懷特斯（Hippocrates）（公元前460~前377年），也曾提出「你的食物就是你的藥物」。我國唐朝思想家也是醫學家和食療家孫思邈（公元581年至682年）也曾說過：「夫為醫者，必先曉病源，知其所犯以食治之，食療不癒然後命藥」，因此藥物應該是我們最後的選擇。健康是我們的權利，保健是我們的責任。在聚沙成塔，積勞成疾的觀念下，我們應該把照顧自己身體與自己生命的責任擔負起來，而不要一味地仰賴醫師來為自己把關。發明家愛迪生曾對未來的醫界作了

頗有智慧的預言，他說：「未來的醫師將不會給予他的病人藥物，但是將會關心他病人的人體架構、飲食、以及疾病預防」。（The doctor of the future will give no medicine, but will interest his patients in the care of the human frame, in diet, and in the prevention of disease.）希望大家平日注重飲食習慣，生活作習歸依自然。在此，僅以《諾麗!我的元氣健美祕方》獻給敬愛的讀者。

祈祝大家

身體健康　青春永駐

張慧敏

Lily H. Chang

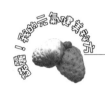

醫師學者專稿（一）作者與霍爾醫生談話紀錄

一位醫生飲用諾麗果汁的經歷

美國醫學博士史提芬‧霍爾（Steven M. Hall, M. D.）醫生，在美國受過專業的醫學訓練，是一位倍受尊敬的家庭醫師。在他每天忙碌的為病患治病之時，他卻常為自己和他家人的健康煩惱，直到他飲用了諾麗果汁（Noni juice）後，才徹底的恢復了他和家人的健康。他所著作的《跟著諾麗探索你的身體》早已被翻譯成各國語言，暢銷世界各國。當霍爾醫生知道我是來自美國的營養師時，非常興奮的跟我探討諾麗果驚人的保健功能，並且再次詳述諾麗果汁對他家人的貢獻。

霍爾醫生告訴我，當他于1985年因為練習彈跳彈簧墊以至扭傷背部後，整整11年飽受背痛之苦，經常無法直起腰來給他的病人看診，最不幸的是他的左腳也逐漸失去知覺而麻痺。每到週末更得整日躺在沙發上休息，而無法與家人進行正常的假日休閒活動。十年來他接受過各式各樣的醫療方法。不斷進出各大有名的診所和醫院，嚐試各式各樣的健康食品，但是都令他失望了。直到他飲用了「諾麗果汁」， 在短短的三個星期內，他背部的疼痛奇蹟似的消失了。而他的左腳也在飲用諾麗果汁三個月後逐漸恢復了知覺，萎縮的牙齦也重新生長，他太太也因為飲用諾麗果汁後，每月經期時的

偏頭痛症也不藥而癒。

霍爾醫生還語重心長的告訴我，儘管諾麗果汁對他和他太太的健康有如此大的幫助，他也從未想仔細研究諾麗果，直到他的小兒子嚴重摔跤傷及頭部，出現了身體顫抖，雙眼上翻

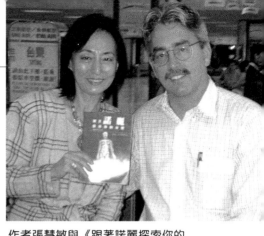

作者張慧敏與《跟著諾麗探索你的身體》作者美國醫學博士史提芬‧霍爾（Steven M. Hall, M. D.）醫生合影。

的癲癇現象，雖然經過腦波和頭部核磁共振的檢查都顯示正常，但是為了謹慎，醫生還是建議給孩子服用抗癲癇的藥物，但是霍爾醫生夫婦深知這類藥物會產生許多副作用，因此想盡辦法尋找一種安全而有效的自然療法。因為他們夫婦都一直服用諾麗果汁，並深受其益，因此才開始積極研究諾麗果，除了詳讀有關諾麗果的各類醫學和科學的報導外，更向諾麗專家─羅夫‧海尼克博士（Ralph Heinicke, Ph. D.）請教有關諾麗果的詳細成份後，霍爾醫生終於確信「諾麗果汁」的安全性，才放心的給他小兒子飲用，並且確確實實的讓他小兒子恢復了健康。

因此霍爾醫生除了著作《跟著諾麗探索你的身体》一書外，更積極將諾麗果汁推薦給他身邊的親朋好友和病人飲用。霍爾醫生告訴我：「每當我巡迴美國和其他各國家研討諾麗果時，常常發現許多醫學上難以解釋的怪病，居然只因飲用諾麗果汁而得到相當好的改善，正如你所寫的書《神奇的諾麗》一般的神奇。」

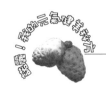

健康活力新潮流——諾麗果

　　廿一世紀的今天，人們生活普遍提高，醫學科技之進步，更增進了人類的健康。台灣已進入高齡社會，也就是說六十五歲以上的老人佔總人口之百分比逐年增加。保健醫療工作日益加強。但醫院病床並沒有減少。病人愈來愈多，而健康的老人卻減少了。根據世界衛生組織的統計，全球西醫能治癒的疾病，特別是內科，僅百分之二十左右，百分之八十的疾病，至今都無絕對根治的方法。只能用西藥對症治療，減輕病人痛苦，維持延長生命。例如癌症就是常見的病例。又如在心血管疾病方面的高血壓、腦中風；內分泌疾病方面，如糖尿病、甲狀腺病、痛風和各類型關節炎；在各種退化性疾病方面，如老年痴呆症、巴金森氏症；免疫功能異常之疾病有如紅斑性狼瘡、愛滋病、SARS病毒等現代文明病。

　　癌症是衛生署民國九十一年公佈的台灣十大死亡疾病之第一位。其間共有三萬四千三百四十二人死於癌症。平均每三個正常人就有一個人得到，也就是每十分鐘就有一個癌症病人死亡。而癌症在人體內潛伏期可短到幾十天，亦可長達二十多年。診斷容易，卻沒有特效藥治療。如果能早期診斷，適當的外科手術切除，亦可能有效治癒。但晚期癌症就不能單靠手術治療。對於些病人多採用化

學藥物治療。這在醫學上已肯定，化療確實可以殺死癌細胞。但對人體正常的好細胞也影響頗大，副作用很強，有的病人頭髮掉光，噁心嘔吐，吃不下、睡不著，導致身體極度衰弱，免疫功能下降，白血球極度減少，易發生各種併發症如肺炎、敗血症等而導致死亡。能渡過化療這一關，恢復健康的當然有，但是為數並不理想。

　　大多數疾病致病的原因，大都與環境、空氣、水、土質的污染有關。但人們較能自己控制的也只有飲食。很多疾病是因吃得太好了，吸收過多的蛋白質、脂肪和膽固醇而造成血液污濁。人的老化是從血管老化開始，而血管的老化則是由血液污濁開始，所以要做到預防疾病發生，首先要改變飲食習慣，不要每天大魚大肉，該吃四低一高均衡的飲食（低蛋白、低脂肪、低糖、低鹽、高纖維）讓我們血液淨化，改變酸性體質成為鹼性體質，讓我們身體六十多兆的細胞都開放活動，讓我們全身血液循環正常，營養素及氧份能順利進入細胞內，使身體內毒素能充分由細胞內排出，讓全身細胞活化和修復再生。否則吃得太「好」，脂肪、膽固醇過多，人的體液必然酸化，使細胞大多處於睡眠狀態，這就會產生很多氧化自由基，導致免疫功能降低，就有可能形成癌症和其他慢性病。這些都可能是目前每個人最大的健康危機，這也就更體現出了一個真理：「沒有健康的觀念，就不可能有健康的身體」，在此更要強調「預防重於治療」（Prevention is better than cure）。過去許多錯誤的觀念，

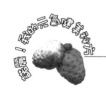

不重視預防保健，得了病才去求醫治病。新的觀念告訴我們，健康不是靠醫生，不是靠藥物，而是靠自己。自己才是自己最好的醫生。自己一定首先要具有預防保健的觀念，更要下定決心，改變不正確的飲食習慣，古訓「禍從口出，病從口入。」一定要養成良好的生活飲食習慣，千萬不能用錯誤的飲食習慣和觀念，再去毒害我們的下一代。現在許多小孩的飲食，都由大人安排，讓孩子吃太多高脂肪、高蛋白食物，吃下許多含人工荷爾蒙飼養的雞和蛋類以及其他肉類，導致孩童不正常發育，有的小女孩才九歲月經已經開始。男孩才唸國小六年級已長得超高超重。現今青少年都喜歡喝汽水，不願喝白開水和吃蔬菜水果，這些都造成青少年的健康危機，現在腦中風已經不是老年人的專利，目前已發現有小學生中風，並且死亡後解剖發現其血管已經硬化了，這可能都是常吃速食大餐過多所致。所以許多病是吃出來的。特別是癌症，很多都與飲食有關。這就需要透過書報刊物、電視、網路等來傳播「預防重於治療」的新觀念，要改變飲食習慣，要吃均衡的飲食。醫療在進步，觀念要革新，醫療臨床上不能再濫用抗生素。對癌症用化療的適應症要嚴格把關。現在國外已有一些國家禁止給癌症病人做化療了。根據新的醫療資訊，癌症病人絕對不能吃肉類食物，因為肉類會導致血液酸化，而促使癌細胞發展加快。現時代對癌症和許多傳統西醫無法治癒的疾病，多主張全力採用「另類治療」。讓病人使用中

草藥、自然療法、食物療法、針灸、氣功、物理治療等配合西醫西藥，讓病人活在希望中。使病人達到「心、身、靈」活力結合，三合一活生生，讓這些病人深信自己的病會治癒。癌症不是絕症，是可以預防和治癒的。有決心，有信心，依靠醫護人員的幫助，心理上有信心有鬥志，這比什麼都重要，讓病人活在愛和被愛中，體會到親人的關愛，因而更有勇氣和信心戰勝疾病。明智慰藉的話語及鼓勵將是病人健康濟生的良藥。不能只依靠藥物，忽略心理治療的重要性。除了飲食均衡外，採用另類治療，也需要加用幫助恢復健康的食物和飲品，我認為當前用來預防疾病，提高免疫功能最好的選擇是採用諾麗果汁。因為它不是一般的營養類果汁，而是一種高能量、高營養素、高機能的食物，它是對人體的健康和預防老化的功能性飲品。諾麗特別含有維續人體健康和生命的特殊要素。它並且含有人體生存必須的元素「賽洛寧原和賽洛寧轉化酶」當它們進入體內即可轉變為「賽洛寧」，而活化生理機能。

著名的生化學家羅夫海・尼克博士（Dr.Ralph Heinicke）他曾說「賽洛寧是一種活的生物鹼。它是蛋白質活化劑，是維持蛋白質結構完整和維持細胞健康最重要的元素」。而諾麗果正是含「賽洛寧原」最豐富的來源。

諾麗在世界很多地方都有出產，如印尼、馬來西亞、夏威夷、中國等地都有諾麗果。但是具有保健功能的諾麗，必須來自空氣清

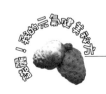

新、水質純淨、土壤肥沃並含有豐富的礦物質和微量元素。南太平洋群島中火山地帶,因其生長環境良好,出產的諾麗果品質深受許多醫界專家學者所推崇,並且先後發表了許多研究報告,以及許多臨床醫師們給其病人使用後得到很高的保健功效,因而為諾麗的保健功能背書。

醫學研究證明,賽洛寧在人體內的主要作用為活化松果體,松果體位於大腦和小腦之間,僅如豌豆般大小。它到人體20歲時發育成熟,並且在40歲左右開始老化,到了60歲就老化得像石頭一樣。松果體是人體老化的時鐘,也是六大內分泌腺體(腦垂體、甲狀腺及副甲狀腺、胸腺、胰腺、腎上腺、男女生殖腺)系統的主管和總司令。松果體充分被活化,可分泌較多的褪黑激素,提昇睡眠品質。如果松果體老化因而減少分泌,睡眠狀況不佳、免疫功能下降,飲用諾麗果汁,因為其中所含的賽洛寧以及賽洛寧轉化酶即可在體內合為賽洛寧,使松果體活化,讓身體產生自體酵素,產生自己所需要的天然荷爾蒙,使身體由不健康的酸性體質改變成為健康的弱鹼性體質,同時可使人體器官組織延緩老化,不因年齡增長而加快,這就可達到預防疾病,延緩老化的作用。世界上沒有長生不老的藥,也沒有長生不老的人,但只要我們能改變飲食習慣,吃均衡的飲食,服用諾麗果汁,自然會增進免疫功能,增進健康,減緩老化,減少疾病的發生,做一個健康的老人。

有關癌症的研究，經美籍華人醫學家王綿英博士，近年來對大溪地諾麗果汁防治癌症的作用做了詳盡的研究，她本人就是使用了諾麗果汁，讓她眼疾得到恢復。她的研究專題從癌的形成由細胞突變開始，並以小白鼠作動物實驗，將致癌物質注入小白鼠體內，讓其致癌發病，再將10%的大溪地諾麗果汁注入，觀察其體內作用，結果發現小白鼠的癌細胞在肝臟減少了70%，在其心臟細胞減少了60%。王博士以後又作了人體吸煙後的細胞DNA的試驗。其研究的結論是：「諾麗果汁對預防早期癌症有幫助」。王綿英博士對吸煙致癌方面所做的研究中，發現菸草含有四千多種化合物，其中有六十種可致癌。而諾麗果則顯著的降低了吸煙者體內的DNA因吸煙而引發的病變機率。

日本科學家將五百多種植物萃取物，加在最可怕的惡性腫瘤之癌細胞RAS上，用以作為測試抗癌作用，結果最具抗癌作用的便是諾麗果，並且確定是諾麗果中的一種多醣體化合物（6-D-Glucopyranose Penta-acetate）能提高免疫功能。同時研究發現諾麗果中，含有一種丹寧卡（damnacanthal）能阻斷不正常的細胞吸收養份的功能，致使病變的細胞逐漸死亡，並且像毒素一樣被排出體外，而達成抗癌的功效。在臨床實驗中，更有許多見證，諸如乳癌、子宮肌瘤、肺腺癌、肝癌、攝護腺癌等使用諾麗果汁後幫助腫瘤消失，癌指數降低，症狀減輕，病情好轉等許多實例。

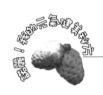

在人體細胞和神經組織的成份中，膽固醇是重要的成份，好的膽固醇對身體有益，膽固醇之所以為害是因為我們常吃較多的動物脂肪，造成血液中低密度脂蛋白（LDL）易黏在血管壁上，引起心血管疾病。但如深海魚油中的EPA和DHA，蛋黃和豆類中的卵磷脂，都有降低膽固醇的效果。而諾麗果汁，能降低膽固醇亦有科學證實和醫學家的強力背書。例如有名的另類治療權威，哥森醫師（Dr. Scott Gerson）便曾經以兩組高膽固醇的病人作實驗，結果證實服用諾麗果汁，對降低膽固醇有明顯的效果。因為諾麗果汁中含有亞麻油酸（linoleic acid），人體可用它來合成類似（omega-3）的長鏈脂肪酸，對降低膽固醇、預防心血管疾病都很有幫助。

哥森醫生的臨床實驗還證實，諾麗果汁可以提昇肝細胞解毒功能高達50%以上。諾麗不是特效藥，但它能提供病變的肝細胞修復的機會。諾麗果汁中的核酸（nucleic acid）和核甘酸（nucleotide）更為細胞再生的重要元素。

羅夫，海尼克博士認為賽洛寧（Xeronine）能活化不同功能、不同屬性、不同位置的蛋白質，對維護蛋白質結構完整及維護細胞健康有很大的功能。他的學說解開了一般人對諾麗果，為什麼會全方位提昇健康水平之謎。

諾麗果汁能提高免疫功能並具有殺菌抗炎作用，美國路易維爾醫學院的布羅斯醫師（Dr. Bryant Bloss）對諾麗果汁的抗炎、殺

菌、提高免疫力，提出強有力的實證。而在兩千多年前，南太平洋各群島居民早就知道用諾麗果汁塗抹傷口患處用來消炎止痛。

最近菲律賓奧斯汀大學，生化教授研發證實，諾麗果汁可殺死89%的肺結核桿菌。

美商諾麗大溪地公司研發部蘇晨醒博士最近研究顯示，諾麗果汁是PDE$_4$（磷酸二脂酶—4）抑制劑，PDE$_4$是一種酵素，其作用為人體遇到抗原入侵時，例如令全世界震驚的非典型肺炎病毒（SARS）的抗原入侵時，它會促使呼吸道製造細胞激素，這些細胞激素可引起一連串的病徵，其中包括發燒、呼吸道肌肉收縮、肺組織發炎等症候。因為諾麗果是PDE$_4$抑制劑，飲用諾麗果汁可減輕由非典型肺炎病毒（SARS）所大量產生的細胞激素，因此可作預防非典型肺炎（SARS）之用，同時PDE$_4$是一種令呼吸道肌肉不能放鬆的酵素，PDE$_4$被抑制後，可放鬆呼吸道的平滑肌，從而讓非典型肺炎（SARS）患者呼吸更暢通。所以諾麗果汁可以預防非典型肺炎（SARS）或減輕其病症。諾麗果汁的抗氧化作用高於市面上許許多多抗氧化劑。它甚至高於葡萄籽的30%。可以有效的清除自由基，增強我們的免疫系統功能。諾麗果汁同時具有抑制選擇性環氧酶（COX-2）的作用。因而有抗發炎的功效。而果汁中所含的類黃酮（flavonoids）和丁香酚（eugenol）有抗病毒作用，實驗證明，諾麗的抗病毒作用，在體內或體外均有效用。

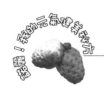

　　人類追求健康長壽的本能與願望超越時空，從古至今不分中外、種族、性別、貧富。但以權貴、富豪、帝王之家尤勝。對諾麗果有深切研究的王綿英博士在其演講中提到了一個真實的歷史故事，那就是在清朝乾隆皇帝八十二歲壽辰時，英國王室派了兩位使者到中國，向乾隆皇帝祝壽。女王特別要使者，請益乾隆皇帝長壽養生之道。皇帝示使者去問御醫，御醫告知皇上日常所進補之養生補品中，主要有一種草本中藥叫「巴戟天」。乾隆皇帝最終活到了八十九歲。這在中國歷代皇帝中算是最健康長壽的帝王了。

　　諾麗果植物的學名為（Morinda Citrifolia）又稱（Noni），中醫主要經典，明朝李時珍所著《本草綱目》內列草本植物「巴戟天」的學名也是（Morinda Root），在本草綱目中的「巴戟天」功用述（……能扶正驅邪，滋陰補腎、壯陽、祛風濕、治冷宮不孕、治陽萎等……。）兩者同屬於茜草科，同類不同種，中醫中藥叫「巴戟天」西方叫諾麗（Noni）。其果、根、葉、莖均可作為保健之用。其實我們家喻戶曉的保健藥材，諸如人參、當歸、銀杏、大棗、枸杞、冬蟲夏草等，都是國人所謂的名貴中藥材。大家把這些中藥材作為進補食療之用，用以養生增強精力、得以延年益壽。在以藥食同源、同位、同補的飲食上品之中，我認為諾麗才是真正的天然野生最為名貴之珍品。

　　諾麗和巴戟天同為茜草科同屬於草本植物類的保健強身精華。

而諾麗的獨特性質更是「青出於藍勝於藍。」也同樣以飲食調養為主，講求固本強身、美容，並可伴隨日常生活飲用，得以保健身體。有太多太多的諾麗使用者，確已見證了它的多元持續的健康效益。並且能為我們的身體健康把關。從諸多醫學家的努力研發與驗證，確定了諾麗果的臨床成效，使我們堅信諾麗果確實為人類促進健康的新寵聖品。使用它作為保健飲品，全世界有許許多多不勝枚舉的實際醫學見證，它不是藥物，也不是能「藥到病除」的「仙丹」。但對改善體質，增進人體免疫功能、預防疾病、增進健康，確為千千萬萬的使用者所信賴。

　　我再次強調，除了飲用諾麗果汁外，更要注意均衡的飲食，改變並養成良好的飲食習慣，實踐世界衛生組織的勸告「人們每人每天至少需要食用五份蔬菜和水果的健康飲食習慣」，才能達到健康和長壽的目標。諾麗果是上帝的恩賜，是人類的新福音，我會用畢生有限的生命，為社會服務，為健康和防老工程，虔誠的盡自己一份心力。

張伯裕

Chang po yan.

8月10日 2003年

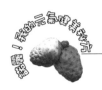

《張伯筠醫師》

●華西醫科大學醫學院醫療系畢業

●四川省內江市第二人民醫院內科主治醫師

●香港浸信會醫院內科主任醫師

我與我的病人都因喝諾麗果汁而受惠

　　大概於五年前，台中榮總病理科主任周醫師，他介紹我使用諾麗果汁（Noni），他向我解釋了很多神奇的效果，我在半信半疑下開始飲用，慢慢的讓我感覺到第一個好轉反應，本來在我小時候就有慢性鼻竇炎，我的鼻子常會過敏，飲用了諾麗果汁後不久，我的鼻子開始紅腫，紅紅的像馬戲團的小丑。護士說你又喝諾麗果汁了，然後發覺我的腳趾頭有時變黑了，讓我想起小時候大拇指指甲受傷後脫落的情況，這大概是一種排毒現象吧！同時在飲用果汁初期，偶然會感覺頭痛，這種好轉反應連續了3-4星期才慢慢消失。

　　喝了諾麗果汁的好處是讓我覺得精神愉快，很好入睡。運動後即使很劇烈亦不覺得疲累。整天感覺精神奕奕，充滿活力。我想有這麼好的東西，我就開始介紹給我的病人喝。有一位大約40多歲的病人是我東勢的小同鄉，他的肛門長了相當大的廔管。開刀後，傷口又有如乒乓球般的缺口，逾年不癒。我讓他喝諾麗果汁，結果廔管的缺陷在一個月內就因細胞增生而痊癒。另外有一個病人患有慢性鼻竇炎，他喝了諾麗果汁後，鼻竇炎就好轉了。所以，他亦是諾麗果汁的愛用者。另一位70多歲的朱老先生，他是老榮民，長期為脊椎酸痛無法彎腰所苦，我也推薦他喝諾麗果汁，服用後大多改

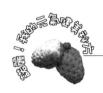

善，到現在可彎腰至90度以上，為此他向我鞠躬彎腰好幾次，深深表示謝意。

　　目前在我診所使用諾麗果汁的病人不少，例如慢性攝護腺炎是一種不好治療的疾病，但是喝了諾麗果汁後，患者痊癒率竟然從5成增至8成以上。所以我會推薦我的病患喝諾麗果汁，他們亦非常樂意接受，並且成為長期愛用的受惠者。

陳 俊 男

Jim chen m.p.

《陳俊男醫師》

●前美國加州執業醫師

●前馬偕醫院外科醫師

●中華民國外科醫學會會員

●中華民國泌尿科醫學會會員

●美國冷凍外科醫學會會員

●美國抗衰老學會會員及專家資格

台灣開始研發為經濟植物

　　橄樹，學名Morinda citrifolia Linn. ，英文又名印度桑甚（Indian mulberry）， Nonu、Noni，別名諾麗、四季果，為茜草科巴戟屬常綠喬木，遍佈於全球的赤道帶與熱帶林區，熱帶亞洲、澳洲、中南美洲各國及太平洋諸島，如印尼、印度、中國、馬來西亞、泰國及夏威夷、波理尼西亞、大溪地、馬紹爾、斐濟等地。台灣恆春半島、蘭嶼、綠島等海岸森林內亦有分佈，中國之橄樹，則分佈於海南及西沙群島。

　　與橄樹同為親屬關係的植物全世界共有約80餘種，隸屬巴戟屬（Morinda），均分佈於熱帶地區，全中國一共有8種，分佈於西南部。其中巴戟天（Morinda officinalis How）為廣東著名藥材，有壯陽補腎之效。大果巴戟（Morinda cochinchinensis DC.）產在廣東、廣西及雲南，中南半島也有；百眼藤（Morinda parvifolia Benth.）產在中國華南及東南各地；羊角藤（Morinda umbellata L.）則產自中國西南至東南部，印度至菲律賓也有，均可

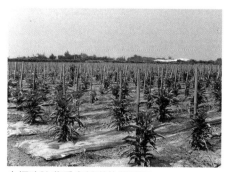
由行政院農委會輔導的諾麗園

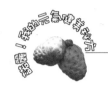

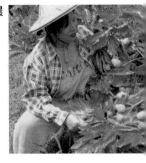
台灣的諾麗果農

入藥。

　　橄樹為常綠喬木，小枝條具有4稜角，全株平滑無毛。葉具短柄，對生，葉片為橢圓形或長橢圓形，兩端均銳，全緣，長10～15公分，寬5～8公分，大者長可達30公分，寬15公分；托葉膜質，闊橢圓形或半月形，花白色或淺黃色。簇生而成頭狀，總梗單一，長約3.6公分，常與葉對生；萼杯狀，邊緣截狀；花冠圓筒形，長約12公厘，先端5-6裂，冠喉有毛；雄蕊5本，著生於喉部；柱頭2裂。果實為聚合果，由肉質、擴大而合生的花萼組成，球形，徑約4公分，漿質，黃色。根與樹幹可提取黃色染料。

　　諾麗果的保健功能已有許多文獻證實，在台灣也開始研發成為經濟植物。目前也經由行政院農業委員會、彰化縣政府、彰化縣農會、彰化縣二林鎮農會會同國立屏東科技大學技術輔導研發有關諾麗的保健食品。

國立屏東科技大學食品科

資料來源：

http://www.chenclinic.com/Noni.htm

http://www.tndais.gov.tw/Magazine/mag42-8.htm

http://myweb.hinet.net/home2/jamestaiwan/moni-fruit-explain.htm

增強身體機能的諾麗

諾麗果具有富饒人體細胞之成份，可增強身體機能，提供特殊營養物質，調節人體生理功能，是一種極佳的機能性食物。

諾麗含有越百種有機和無機的物質。除了其中特殊物質——賽洛寧原和賽洛寧脢外，並含有許多特殊的營養物質，包括各類氨基酸、酵素、脂肪酸、維生素、礦物質和多醣體等重要物質，提供人體所需的養份，是極為營養的水果和全方位的保健補品。對於癌症、腫瘤、心臟病、中風、高血壓、關節炎、消化不良、糖尿病、痛風、肝炎、免疫系統失調等都能加以改善。

經研究實驗顯示，諾麗果中的各種成份能激發免疫系統，維持正常細胞功能及新陳代謝，並對一般及特殊的細胞都能發生作用，可增進人体的自癒系統。

隨著年齡增長，人体內製造賽洛寧的功能減弱，加上環境污染也阻礙了它的合成功能。而諾麗果中含有豐富的賽洛寧原以及其它各種有益健康的元素，正好可以用來補充這種需求。身為醫師，更了解日常保養的重要，所謂「平時不燒香，臨時抱佛腳」，或「平日不保養，病急亂投醫」，經常飲用諾麗果汁，便是儲備身體所需養份的方法之一，若有病痛發生，則能迅速修補已受傷害的細胞組

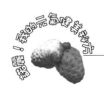

織，並能代謝殘渣或將毒素排出体外，使之恢復健康。

西醫

小崎俊敢

誌謝

感謝所有支持我、鼓勵我
寫這本書的親人和朋友

首先我要感謝《神奇的諾麗》的讀者們給我的鼓勵與支持，讓我產生再版的使命感。我必須感謝我的父母，他們是諾麗果的愛用者，見到他們因為飲用諾麗果汁，身體更為健康，讓我引以為傲。

我更要感謝張伯筠醫師、陸俊駿醫師、陳俊男醫師、黃卓治教授，在百忙之中，提供專稿。感謝廖德隆先生提供論文內容。

感謝與我同樣深愛諾麗的夥伴，陳泰安先生和林良榮女士，嚴格的審閱修正。感謝約翰‧海勒門博士為本書寫序。感謝陳紹鋒先生、張廖美玲女士、楊桂英女士、黃史亨先生、吳政傑先生、劉佳俊先生提供寶貴的照片與資訊。

感謝楊雲舒小姐與楊雲翔先生為本書插畫。

最後，我要感謝女兒崔筠端給我的信心與支持。

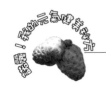

前言

諾麗果在食品類上的分界

　　如果食物除了能夠提供熱量和養分以延續生命外，更可以改善身體狀況，則這類食物在現代醫學上，稱之為機能性食品。而諾麗果正因為可以增強身體機能，提供特殊營養物質，調節人體生理功能，因此在食物上的定義，雖可列入為機能性食品，但是諾麗果正如同其他各類水果一樣，也是一種天然果實、天然食物。

　　最早的醫學，以「治療醫學」為主，隨著時代的進步，「預防醫學」逐漸受到重視，而在二十一世紀裡，最新的醫學將成為「增進健康醫學」，對各種病痛，不但要治療，而且要先一步地預防，不只如此，更要進一步增進健康、延長壽命。

　　諾麗果除了是「預防醫學」的寵物外，更在「增進健康醫學」上，負有極重要的使命，諾麗果是二十一世紀裡不可少的天然養生食物。

諾麗的
Part ❶ 分佈與生態

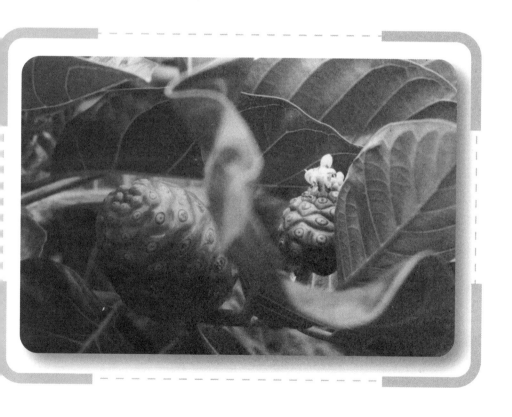

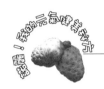

≫諾麗的分佈與生態

　　諾麗果 （Noni） 又稱為蘿梨，四季果或印度桑椹 （Indian mulberry）。在中國草本圖錄中稱之為橘葉巴戟、檄樹，全地球的赤道帶如南太平洋群島、大溪地、玻里尼西亞、斐濟、庫克島、夏威夷、中南美各國、印尼、印度、泰國、中國、馬來西亞等地都有不同品種的諾麗果。這些多種諾麗果，因其產地的氣候、土質及生態環境之不同，其保健效果也有所不同。諾麗不但是二千多年來南太

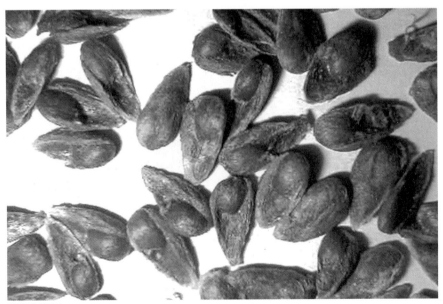

諾麗的種子

平洋群島居民主食之一，同時也是近幾世紀許多位於熱帶地區人民經常用來保健的食物。

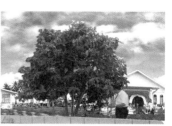

高大的諾麗樹。

第二次世界大戰時，留守在南太平洋群島的美國駐軍，以食用諾麗來增強體力，預防疾病。諾麗可以生食或熟食。除了果實之外，它的根、樹皮、莖，葉和花均可食用，種子也可以搾出特有的脂肪酸並且均具有不同的療效。

諾麗的學名為慕立達，茜科 （Morinda Citrifolia）， Morinda為拉丁語的morus（桑）indica（印度的）兩個字組合而成。 有八十多種甚至一百多種的品種，遍佈於熱帶林區。諾麗樹被當地南太平洋群島的居民稱為最美麗的樹木，而諾麗果則被認為是上帝的賜福，被尊稱為「聖果」或是「果后」。這種常綠植物，外型上可以從小型灌木

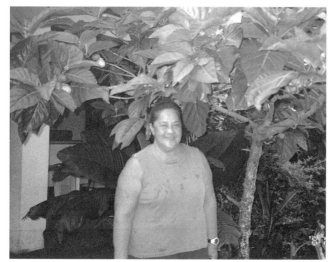

南太平洋群島的島民家中都種有諾麗樹

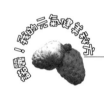

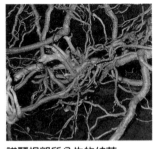

諾麗根部所分生的幼芽

而大到十五至二十呎的大樹，全年都能開花結果，諾麗果實是由多花聚生而成，所開的花呈乳白色，成熟的諾麗果呈多角型，狀似馬鈴薯，裏面含有多粒紅棕色的果核，果核中含有許多種子，種子帶有氣囊，可以隨風或在海水中飄浮。果實成熟後，由青綠色逐漸變成白色，果皮成為蠟質半透明淡淡的黃綠色，一般當地的草藥家，將諾麗壓成汁液，過濾殘渣後，做為經常飲用的保健飲料。

南太平洋群島的居民，遠在兩千多年前，就知道這種被他們認為是神之福賜的果樹——諾麗樹，並且將諾麗果的特有效果，世世代代相傳下來。

因為近幾年來以諾麗養生作為食療方法甚為盛行，目前台灣南部也開始種植。但是有人將諾麗誤認為是台產的水冬瓜，在此必須加以說明。在「楊氏園藝植物大名典」中曾提到慕立達，茜科（Morinda Citrifolia）其農學名為橄樹，而台灣稱之為水冬瓜（Ch'ui-tang-koe）之事，經過多方查證，並非正確。因水冬瓜為水冬瓜科（Saurauia oldhami Hemsl; Saurauijaceae; Saurauia tristyla DC）或獼猴桃科（Actinidiaceae）為常綠灌木，在蘭嶼、新竹一帶之山胞，對它的果實頗為喜好，除了稱之為水冬瓜外，尚稱之為水桐子、水冬

桐、椅樹、椅桐、水管心、大有樹、水枇杷、紅毛樹、水東哥、山煙頭、水廣心等名稱。台灣山胞常取其嫩芽搗敷刀傷和跌打損傷，或取其根治療感冒、發燒、黃膽性肝炎、腹痛等。但絕對不是茜草科的諾麗或檄樹。

諾麗樹也就是檄樹的種子發芽溫度為28~35℃，也可藉根部所分生的幼芽分生，植株生育適溫為25~35℃，溫度低於15℃生長停止，低於10℃植株造成寒害至造成植株死亡，因此在台灣北部一般無法過冬，必須要有良好的保溫措施，種子從播種到開花結果約一年半至二年，達到量產必須三年以上，植株本身幾乎無其他病害，蟲害只有1~2種蛾類幼蟲啃食葉片，可用人工去除。

施肥方面可用含磷鉀較高之有機肥可促進果實發育成熟。諾麗果和其他果實不同之處為一粒諾麗果是由多朵的花各自授精而結果的，是少見的聚合果。奇妙的是在同一粒諾麗果中花的花瓣可以為五瓣花和六瓣花，花為雌雄同體，每一朵花可以產四粒種子，再由許多的單果集合成為一粒諾麗聚合果。

諾麗花瓣可以為五瓣花和六瓣花，花為雌雄同體。

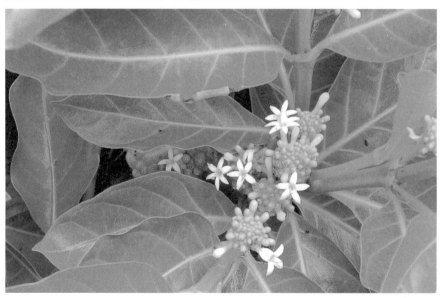

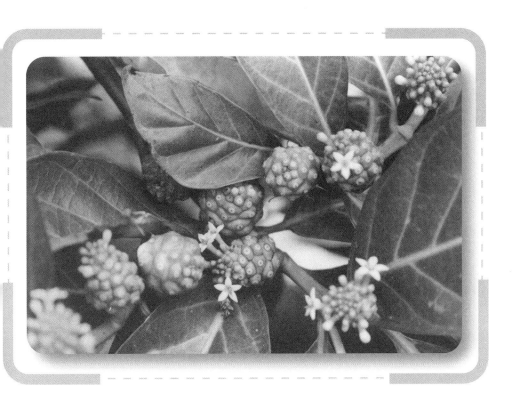

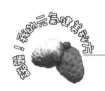
>> 現代人的健康危機

　　以分子生物學家為人類壽命所做的分析，人類的壽命應該超過一百二十五歲，甚至可以活到一百五十歲，然而現代人類出現慢性疾病的年齡層次，有逐漸下降的趨勢。導致人類健康危機的因素，不外乎外在與內在兩種，所謂外在因素，包括空氣污染、臭氧、輻射線、電視、電腦、微波爐、行動電話、噪音、工作壓力等；內在因素，則主要是以各種生化藥物之傷害，以及飲食的不均衡為主，而其中又以長期的食物不健全而危及健康為最首要。

　　營養不均衡，除了農耕地過分利用，導致土壤貧瘠，過量的化肥和農藥造成酸性土質，使農作物本身養分缺乏甚至含有毒素，再加上個人對食物的烹調方式和對食物的偏好，造成多方面的營養不均衡，如果飲食和生活習慣不及早改善，就會嚴重導致個人的身體不適，以及各類慢性病或其他疾病的產生。依據行政院衛生局的調查報告顯示出，除了事故傷害與自殺之外，台灣人口十大死亡原因都出自於慢性疾病。這些疾病的主要根源就是上述的各種危害身體的因素，而養份不均衡則是最主要的原因。其實自殺也是由於體內所需的微量元素缺乏，導致抗壓力降低的結果。如果要達到真正的健康長壽，則必須以食療為基礎。

★民國90年台灣人口十大死亡原因

順位	死亡原因	每十萬人口死亡數	占死亡總人數之百分比
1	惡性腫瘤	147.68	26.05
2	腦血管疾病	58.82	10.37
3	心臟疾病	49.25	8.39
4	事故傷害	42.58	7.51
5	糖尿病	40.79	7.19
6	慢性肝病及肝硬化	23.45	4.14
7	腎炎、腎徵候群及腎變性病	18.15	3.20
8	肺炎	16.77	2.96
9	自殺	12.45	2.20
10	高血壓性疾病	7.90	1.39

★資料來源：行政院衛生署

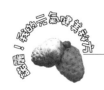
>> 諾麗的傳統使用方法

　　古代的藥草醫典，都曾有明確的記載有關諾麗樹所具有的天然藥用成效。而現代的科學家們，也相繼發表了多年來對諾麗的研究報告，同時也證實諾麗果中的多種物質，確實對人體細胞的生長機能有絕對重要性，諾麗在人體保健上確實佔有重要的一席。

　　諾麗的傳統使用法，可歸納在消化、呼吸、內分泌、循環、眼、口、鼻、牙齒、皮膚、骨骼、關節、老化及精神各方面。生物醫學博士安妮・海瑞米（Dr. Anne Hirazumi）在她為時八年對諾麗的研究論文中，對諾麗各部位在傳統醫學上的應用也曾做過詳細報導。

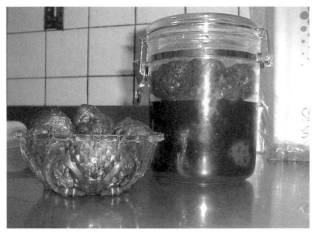

成熟的諾麗果置於罐中發酵

★諾麗的傳統使用法

部位	傳 統 用 法	適用於身體部位的不適處
果實	1.採取黃色成熟果實，日曬後陰藏五至七日，採收果實汁液。 2.直接榨取新鮮果汁。 3.取尚青綠的果實做為烹調菜食。 4.果實曬乾磨成粉末。	腸胃潰瘍，腹瀉，便秘，消化不良，感冒，高、低血壓，心臟疾病，腎臟病，動脈硬化，哮喘，咳嗽，過敏症，糖尿病，痛風，寄生蟲，關節炎，頭痛，瘰痛症，婦女經期症候群，攝護腺腫大，口角炎，牙周病，眼疾，腫瘤，癌症，骨折，扭傷，燙傷，創傷，皮膚病，失眠，性機能失調，憂鬱症，老化。
葉子	直接採取新鮮葉子咀嚼。	喉痛，喉炎。
葉子	將葉子打成汁漱口。	牙齦炎，牙周病。
葉子	加水熬成汁飲用。	感冒，發燒，頭痛，痛風，風濕性關節炎。
葉子	加水熬成汁浸泡。	皮膚病，發炎，骨折，扭傷。
樹皮	曬乾後磨粉加水服食。	腹瀉，胃痛，咳嗽，氣喘，口角炎，尿道炎。
樹皮	加水熬汁服用。	腸胃疾病，婦女經痛，經期不順，食慾不振。
種子	磨碎，榨取汁液塗敷。	刀傷，創傷，安定神經，蚊蟲等咬傷，止痛，細菌感染，性機能失調。
樹根	榨取汁液。	做染料用。
樹根	加水煎熬成汁服用。	寄生蟲及細菌感染，尿道炎，喉痛，咳嗽，黃疸，牙痛，胃痛，婦女產後傷口痛，毛髮枯黃，視力衰退。
樹莖	加水煎熬成汁服用或者是曬乾磨粉服用。	攝護腺腫大。
花	加水煎熬成汁服用或者是曬乾磨粉服用。	腎臟病，糖尿病，胃腸潰瘍，婦女產後痛，咳嗽，喉痛，眼疾，皮膚黑斑。

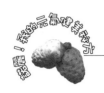

★列舉諾麗（Noni）在南太平洋群島上之島民的傳統用法（只是當做參考之用，而非提出治療方法）

口鼻喉
＊牙痛
＊齒齦炎
＊鵝口瘡
＊喉嚨疼痛

抗老化
＊皺紋、黑斑
＊疲倦、虛弱

呼吸系統
咳嗽
肺病
氣喘
呼吸不順暢
感冒

心血管系統
血壓不正常
心肌硬塞

眼睛
白內障
青光眼

消化系統
腹瀉
消化不良
胃潰瘍
腸子有蟲
噁心
食物中毒

皮膚及毛髮
腫、膿
疥、癬、瘡
燙傷、燒傷
刀傷、感染
蚊蟲咬傷
頭皮屑

體內機能不適
糖尿病
發燒
頭痛、偏頭痛
腫瘤
腎炎、膀胱炎
惡性瘤（癌症）
內分泌失調

骨骼和關節
關節炎
筋骨酸痛
扭傷
骨折
肌腱炎

婦女病
月經不適
更年期群候症
產前產後不適症

男性疾病
攝護腺肥大
陽痿

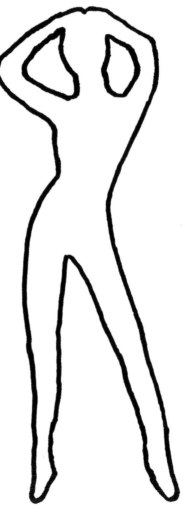

醫師與科學家對諾麗的研究及貢獻

　　雖然諾麗在食用及保健醫療上已有兩千多年的歷史，但是在正式以果汁和乾燥製劑形式受到科學界和食品界的重視，還是近幾年來的事。如今在科學界、醫學界和自然療法的倡導下，大為盛行，許多知名的生物學家和醫師們都認為飲用諾麗，即將掀起一次重大的食療保健革命。

　　早在西元一九二〇年，席孟森博士（J. L. Simonsen）已經分析了多種諾麗的生化成分，但其中對諾麗研究上最有貢獻的科學家首推羅夫・海尼克博士（Dr. Ralph Heinicke），當海尼克博士在夏威夷研究鳳梨酵素的同時，也發現了諾麗果中的賽洛寧原（proxeronine）和賽洛寧酶（proxeronase）要比鳳梨中的高出許多倍。科學家海尼克博士是首位能從植物細胞中探測出賽洛寧（xeronine）的發明家。海尼克博士就因為這項發現，被列入一九九八年的《世界名人錄》（Who's Who）中。賽洛寧是一種生物鹼（alkaloid），它是蛋白質活化，延續生命的必需物質。海尼克博士證實，諾麗果中的賽洛寧原和賽洛寧在腸道中經過一連串的生化作用，產生了維持人體細胞正常功能的賽洛寧。當腸壁中的賽洛寧被細胞吸收後，產生各種調節功能，藉以合成並活化體內所需的各種蛋白質。因此各種免疫

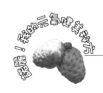

系統的生成，以及各部器官組織的代謝作用，都有賴於賽洛寧。海尼克博士說過：「我把一生中的大部分，獻給了這種獨特的物質，我將它命名為賽洛寧，我深信它對人體有絕大的裨益，我可以說，沒有賽洛寧就沒有生命。」

安妮·海瑞米博士對諾麗的奇妙效果早在孩童期就曾經驗過，當時她的愛犬生病，不食不動，她就用諾麗果汁餵她的狗，結果治好了狗兒的病，因此海瑞米在夏威夷大學主修生物醫學時，花了近八年的時間，專心研究諾麗，並成功地確證諾麗可以延長患有癌症的小白鼠的壽命和治癒率，同時她也將諾麗的果實、種子、根、莖、葉，都做了系統化的研究與歸類，並提煉出多種重要成分。

一九九三年，日本科學家Hiramatsu等人研究了近五百多種熱帶植物對癌細胞的前驅細胞（K-ras-NRK cells）的影響，此類細胞可以和一些類似的癌細胞相結合而發展成癌症，而諾麗中的重要成分丹寧卡（damnacanthal）可成功地抑制ras的活動，同時其效果遠超過其他植物的萃取物。曾經是美國波士頓大學醫學院副院長的夢娜·哈里遜博士（Mona Harrison, M.D.），在其對諾麗特殊性質的研究報告中特別指出，諾麗具有一種高能量。目前西方醫學雖然還無法解說與證實，但在世界許多醫療體系上正不斷地加以研究和重視，所謂的「元氣」與生物體的生化作用或是磁場反應都有關聯性的。諾麗是一種含有極高能量的食物，因此能迅速開啟各種體內的

生化作用，這是哈里遜博士解釋為什麼諾麗具有多功能保健的「元氣假說」。哈里遜博士曾親自前往大溪地研究諾麗，她發現諾麗能強化腦部松果體（pineal gland），當松果體運作正常時，生物體內其他的腺體包括腎上腺、胰島腺、胸腺、甲狀腺、性腺等就能分泌正常，因而對神經系統、免疫系統、呼吸系統、消化系統、循環系統、生殖系統、泌尿系統所產生的疾病，都有很好的預防及改善。

著名植物學家伊莎貝勒・亞寶特博士（Dr. Isabelle Abbott）實驗證明，諾麗對血壓高、動脈硬化、糖尿病、腫瘤及癌症具有抑制的功效。生化學家約瑟夫・貝茲博士（Dr. Joseph Betz）更發現諾麗汁中含有抗過敏原，可預防哮喘、花粉熱、風濕性關節炎。

美國醫師史帝芬・霍爾醫生（Steven Hall, M.D.）著有《跟著諾麗探索你的身體》一書，詳盡地報導諾麗的臨床功效。他對消化器官疾病、肝臟機能疾病、免疫系統疾病、感染性疾病、過敏症、癌症、心血管病、呼吸道疾病、中樞神經系統障礙、泌尿生殖道疾病、肌肉骨骼內在與外在的傷害、內分泌失調、各類皮膚綜合病變都有詳盡報導。另一位著名醫師尼爾・所羅門醫學博士（Neil Solomon, M.D., Ph.D.），他曾任美國約翰・霍普金斯醫學中心醫師，美國馬里蘭州保健衛生署機要秘書，美國ＣＮＮ新聞保健專家，《紐約時報》暢銷讀物作家，《洛杉磯時報》健康專欄作家，目前致力公共教育，並擔任聯合國與世界衛生組織顧問。他先後出版了

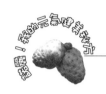

《具有一○一種醫藥功能的熱帶果子──大溪地諾麗汁》和《大自然的靈藥──諾麗》等著作。他曾經集合四十多位醫師和醫療專家們，對諾麗果的應用加以分析整理，並針對八千多位病患持續兩年的追蹤，綜合出諾麗果對人體超過一百種主要與次要的不適症，諸如癌症、心臟病、中風、糖尿病、低體能、低性功能、肥胖症、高血壓、戒煙、關節炎、疼痛症、精神沮喪、過敏症、消化不良、呼吸不適、失眠、精神不能集中、腎臟病、精神壓力等加以統計，結果發現平均七八％的患者有相當好的進步，而所剩的二二％未得到

★諾麗果對身體失調性的徵候改善表

機能失調	疾病或病症
黏液過度分泌	例如：鼻竇炎、氣喘、支氣管炎、流鼻涕。
胃酸過度分泌	例如：胃潰瘍、胃脹氣、胃酸過多。
自體免疫失調	例如：風濕性關節炎、第二類型糖尿病、甲狀腺炎、克隆式病（慢性結腸或小腸發炎）、紅斑性狼瘡。
病源感染	例如：一型和二型皰疹、慢性肝炎、骨盆腔炎、鵝口瘡、胰腺炎、陰道炎。因酵母菌和黴菌感染引起的香港腳、陰道發癢、病毒感染後遺症和許多其他黴菌感染。
特殊組織持續惡化	例如：子宮肌瘤、動脈硬化、腸憩室炎、疣、降低對惡性細胞的防禦力而導致癌症。
免疫力低弱	例如：因病毒引起的愛滋病、非洲淋巴細胞腫瘤、慢性念珠菌感染、感冒。
體能下低	例如：精力不足、抗壓性低、失眠。

註：尼爾・所羅門醫師（Neil Solomon, M.D., Ph.D.）以上萬人的臨床驗證諾麗果對上面許多身體失調性的徵候有所改善。

期望效果者，大都因為他們服用諾麗的量不足或時間太短，或是其他不明原因。

研究諾麗的醫生與科學家們，在近幾年來都有非常令人興奮的結果，諾麗的預防醫學逐漸受到世界的重視，相信有更多的專家學者會提出更多的研究心得與報告。

在美國農業局從事研究工作的詹姆斯‧杜克博士（Dr. James A. Duke）為世界知名藥草科學家，曾經發表一篇有關諾麗中的23種已知的生物元素、5種維生素和3種礦物質的研究報告，並且確認多項諾麗的功效。

美國夏威夷大學醫學院（University of Hawaii, School of Medicine）研究發現諾麗果中含有6-D-比喃型葡萄糖五乙酸鹽（6-D-glucopyranose penta-acetate）的多醣體（polysaccharide compound）。同時，美國密尼蘇達大學，赫瑪學院（The Hormel Institute, University of Minnesote, Austin, MN）也發表了一篇從諾麗果中提取出來兩種配醣體（甘）（glycoside），也包括有6-O（β-D-比喃型葡萄糖）和1-O-辛醯β-D-比喃型葡萄糖「6-O-（Beta-D-glucopyransyl）-1-O-octanoyl-beta-D-Glucopyranose」以及麴黴酸（asperulosidic acid），並且以實驗證實這兩種配醣體可以抑制癌細胞的生成。

美國自然療法醫界知名醫師及研究學者喬‧管奈瑞（Dr. Joy

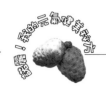

Guarnera）曾經用諾麗以生物細胞液進行試管分析，以研究諾麗產生一氧化氮的過程，結果發現諾麗葉能激發生物細胞產生一氧化氮效應。

兼具正統內科以及整體治療醫學（holistic medicine）的史考特・喬森醫師（Scott Gerson, M.D.）早在西元一九七〇年代在印度研究藥草自然醫學時就接觸到諾麗果，並且對它產生濃厚的興趣。喬森醫師在美國獲得醫學學位後，先後在美國紐約市著名的醫院，紐約大學醫學院（New York University, Medical Center）、貝勒醫院（Bellevue Hospital）以及紐約下城醫院（New York Downtown Hospital）等醫院行醫，並且主持紐約大都會的健康廣播節目，他先後獲得許多相關的醫學獎章。

喬森醫師表示，以他多年的經驗獲知諾麗果具有一種天然的力量，能有效的維持生理平衡。他並出版了「諾麗、治癒與你」（Noni, Healing and you）的研究書冊。其中雖然因為參與實驗的病人有限，但是在他以雙向盲測（Placebo-control blind test）方式測試諾麗果對降低膽固醇和降低血壓確實有明顯的效果。同時諾麗果對肝臟排毒和皮膚濕疹也有一定的功能，尤其是其排解肝毒的效果高出一般常用草藥的50%。喬森醫師並指出，諾麗能

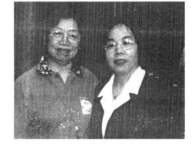

張伯筠醫師與王綿英醫師合影

抗衰老,尤其是在預防皮膚老化上有確定的效用。

王綿英教授為諾麗在預防醫學上提供了科學證據

現任於美國伊利諾州立大學醫學院洛克福校區病理學系（Mian-Ying Wang, M.D.& M.S. University of Illinois College of Medicine at Rockford, Department of Pathology, IL 61107, USA）曾在中國青海、河南任內科、外科醫師,藥理學教授,專門致力於化學及雌激素致癌和防癌研究。

王醫師先後發表了三篇有關諾麗防癌研究的論文。其一是〈諾麗的防癌效能〉發表在《美國紐約科學年鑑》第952卷上（Cancer Preventive effect of Moninda citrifolia, Noni, Volume 952 of the Annals of the New York Academy of Sciences. December 2001）。其二是諾麗對抽煙者血漿中超氧化物自由基和脂質過氧化物的清除作用,發表在法國巴黎號召的「第十一屆國際自由基研究學術會議」上（Protective effects of Morinda citrifolia（Noni）on Plasma SAR and CPO in Current Smokers XI Biennial Meeting of the Society for Free Radical Research International, July 16-20, 2002）。其三是諾麗（Noni）:文獻和綜述諾麗的研究的最新進展,發表在中國藥理學校第23卷12期上（Morinda citrifolia（Noni）: A Literature review and recent advancer in Noni research. Acta Pharmacological Sinica an International Journal 23（12）: 1057-1219, December 2002）。

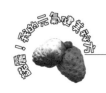

王醫師還發表了她的第一本有關諾麗保健作用的書——《大溪地諾麗果汁：最佳陰陽調節劑》已於2003年元月在美國出版。

王醫師在她的第三篇論文中，詳細地介紹了諾麗在起始階段防癌的效能。她為諾麗防癌效能提供了科學證據：（1）諾麗能阻斷致癌物誘導的DNA損壞，從起始階段防止了致癌物與DNA的結合，因而保護了DNA免受致癌物的損害而防癌。（2）諾麗是很強的抗氧劑，它能夠清除自由基和脂質過氧化物，這些物質均可引起DNA損害而致癌，因此諾麗能開起保護DNA、RNA、蛋白質和細胞正常的作用，從而達到在起始階段防癌的功能。（3）諾麗是很強的消炎止痛劑，炎症往往伴隨著痛症，其消炎作用能減緩病症的進程。王醫師不但在動物誘病模型上證實了諾麗起始階段防癌的作用，而且還在300多名抽煙者的臨床試驗研究中證實了諾麗防癌的作用。在進一步的研究實驗中，王醫師證實了諾麗在起始階段能預防乳腺癌的作用以及諾麗對保肝和保護心、肺、腎的功用。她在過去四年多的研究中，已先後在美國國內和國際會議中發表了15篇論文摘要，為諾麗在預防醫學上的作用提供了科學證據。

王醫師還應用傳統中國醫藥的陰陽理論揭開了諾麗保健醫病的秘密。以傳統中醫的角度看，王醫師認為諾麗果之所以是很好的營養品，就是因為它是最佳陰陽調節劑。其主要作用是透過滋陰而壯陽。調節陰陽平衡是諾麗保健抗病的關鍵。

>> 諾麗的預防功能

　　諾麗對人體的預防功能是全方位的，其中所含的各種成份能活化松果體、產生自體酵素、改變體質，而達到預防保健的功能。

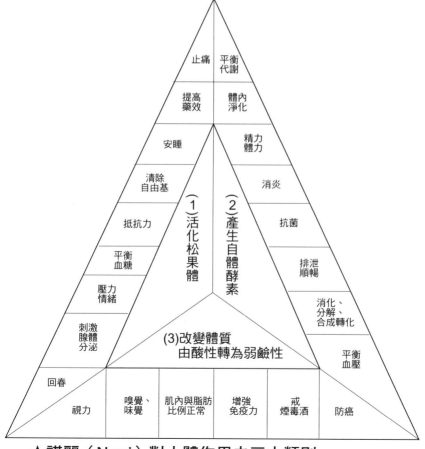

★諾麗（Noni）對人體作用之三大類別

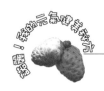

諾麗與心血管疾病

　　諾麗果中所含的7－羥－6－甲基香豆素（scopoletin），可以使心血管快速鬆弛，達到降低血壓的功效。同時其中所含的鎂，可以調節心律，減低心絞痛，緩和肌肉痙攣。諾麗中的各種抗氧化成份，也可有效的控制心血管的不適。諾麗果中的固醇類，具有溶脂性，能降低低密度膽固醇，防止動脈硬化。

諾麗與過敏症

　　諾麗果中的7－羥－6－甲基香豆素（scopoletin）具有抗組織胺的功能，可以預防皮膚疹、氣喘、花粉熱的過敏症狀。

諾麗與腸胃病

　　諾麗果對消化系統的功能是因為配合其果中所含的各種成份共同發揮作用，除了塞洛寧原外，其他有機成份包括萜烯類、固醇類，蒽醌類、配糖體、果膠、維生素、氨基酸以及礦物質等。因此當諾麗汁進入腸胃道後，能刺激消化酵素的分泌，增進消化吸收的功能。同時諾麗果中的抗炎抗菌性，可以有效預防各類消化器官的不適。

諾麗與流行性感冒

諾麗可以增強免疫力，並有抗菌和抗病毒的有效成份，因此可以防治感冒及流行性感冒的傳染。同時諾麗可以減緩氣管和支氣管分泌過多的黏液，對慢性支氣管和肺氣腫有很大的助益。諾麗果中的桑色素酊和橄樹苷能預防細菌和病毒感染，強化呼吸系統。而維生素C和礦物質鋅、硫、鍺、硒、錳等均可以抵抗自由基，增強免疫功能，可以有效的預防流行性感冒。

諾麗與眼疾

諾麗除具抗菌性外，亦是天然染料，在人體內也能提供有效的色素，除了使毛髮色澤加深外，並可以加強視網膜的感光、感色度，增進視力，降低白內障的產生。同時諾麗果中的帖烯類化合物，有助於預防青光眼。維生素A，β－葫蘿蔔素亦能與視紫蛋白結合形成視紫，使視力在黑暗中快速適應，增加到黑暗中的視野強度。維生素A、C、E和礦物質硒、鋅、鍺等具有抗氧化功能，也能共同產生保護眼睛的功能。

諾麗與舒解壓力

諾麗果中的萜烯類碳氫化合物提供多種芳香多芬物質，可以舒緩肌肉緊張，尤其是丁香酚（eugenol）能平穩肌肉的伸縮性。諾麗

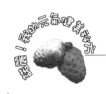

果中的7－羥－6－甲基香豆素能與人體的血管收縮素結合，鬆弛血管，抗失眠，減輕壓力。同時諾麗果中的維生素 B 6和菸鹼酸可以使精神安定，避免精神過敏，易受刺激等現象，也可以舒解壓力。

諾麗與精神憂鬱症

諾麗汁有強化腦神經原的傳導作用，並可以增加血清素，及微血管收縮素（serotonin）的數量，因此可以減緩頭痛、失眠和心理沮喪及憂鬱，同時其中的萜烯類碳氫化合物含有多芬精油物質，可以使肌肉鬆弛，減輕壓力，加上塞洛寧活化松果體產生褪黑激素，改良睡眠等精神狀況，解除精神憂鬱，同時再配合諾麗果中的維生素B6，可以安定精神，緩和憂慮感，維生素B1和菸鹼酸能使腦力靈活，保持正常精神狀態。

諾麗與腎病及肝病

諾麗的抗炎抗菌功能，能減少腎臟炎及肝炎的發生。諾麗並可幫助肝臟中的酵素運作，排除血液中的廢物和污染原，使身體恢復正常狀態。諾麗果中的7－羥－6－甲基香豆素、萜烯類化合物、礦物質、維生素與賽洛寧原之共同效應，可以強化肝功能並協助排毒作用，減低肝硬化和脂肪肝的發生率，有助於腎臟與肝臟的健康。

諾麗與肝之排毒功能

　　流經腸道進入微血管中的各種消化後的物質均先經過肝臟再流入全身。肝臟中含有許多種不同的酵素，負責驗收經腸道吸收的物質，並將有益身體的物質吸收、清除或分解有害物質，以便利腎臟作最後的清除工作。進入肝臟內有害的物質包括有未消化完全的食物、農藥、防腐劑、酒精、色素、殘留的藥物以及細菌所釋放的毒素等都必須經過肝臟的解毒作用，使身體免於毒害，以保持正常狀態。如果飲食不當，使肝臟排毒的負荷量過重，而無法完全排出體外而沈積在肝臟中，則會造成肝硬化甚而導致肝癌。肝臟積沈毒素過多的時候，患者就會感到疲倦、消化不良、皮膚乾癢、長面皰和粉刺、頭痛、便秘、肌肉疼痛、發炎、易怒、憂鬱和記憶力減退等症狀。

　　諾麗果汁能阻止榖胱甘汰（glutathione, GSH）分解，因為榖胱甘汰是肝臟解毒的重要元素。一般研究顯示，當人體遭受到毒素入侵時，榖胱甘汰的濃度就會顯著下降，而服用諾麗果後遭受毒素干擾的肝臟，不但榖胱甘汰的濃度不會下降並且還增加25%，因此諾麗果具有協助肝臟解毒功能。

　　諾麗果中的賽洛寧原經轉化成賽洛寧後儲存於肝臟內，必要時經肝臟釋出，活化細胞和各腺體，肝臟因此獲得必要的養份及酵素，同時抵抗病毒入侵的功能加強後，更能使肝臟免遭病毒入侵，

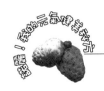

降低罹患肝炎的機率。

諾麗與各種痛症

　　諾麗果中含有多種止痛成份，不但止痛性強，而且效果溫和不會產生依賴性。例如蒽醌類其止痛效果是嗎啡（morphine sulphate）的75%，7－羥－6－甲基香豆素的止痛強度是阿司匹林（aspirin）的五倍，同時都沒有副作用而且不會上癮，沒有後遺症，可以安心的使用。

諾麗與靜脈曲張

　　靜脈血管中的血流不暢，彈性不足，造成靜脈瘤，常需要動手術才能免除痛苦，諾麗果中的7－羥－6－甲基香豆素可以鬆弛血管，麴黴素（asperuloside）可以消除水腫和消炎，加上多種維生素和礦物質以及賽洛寧原等共同作用，可以減緩和預防下肢靜脈曲張的發生。

諾麗果與僵直性脊髓炎

　　諾麗果中的萜烯類化合物在臨床上可以減緩肌肉緊張及痙攣，蒽醌類又有很強的止痛功能，固醇類能消炎止痛，再加上賽洛寧原促進各腺體活化，對僵直性脊髓或是其他脊髓不適的患者，都有很

大的幫助。

諾麗與老人痴呆症

　　諾麗果中的檸檬油精（limonene）是帖烯類的一種，在臨床醫學上用來舒緩思緒混亂，對患有老人痴呆症的病患有明顯的改進，同時加上賽洛寧活化細胞功能，可以延遲老化，延緩病情。

諾麗與類風濕關節炎、風濕熱

　　結晶性關節炎的原因之一是因為核酸代謝不正常，因而產生尿酸結晶體沈積於關節部位，引起發炎和疼痛。尿酸是核酸代謝的產物之一，而核酸是生物體的遺傳物質成份。尿酸形成結晶沉澱的原因可分兩方面，一是尿酸形成過多，另一是尿酸排泄不足，而以尿酸排泄不足佔大部份比率，尿酸排泄不足可能是多基因異常的結果，稱為原發性痛風。

　　類風濕關節炎是一種全身性自體免疫疾病，尤其會影響關節處，導致關節炎之發生。其特徵為血液中含有自體抗體，稱為類風濕因子。

　　風濕熱是一種免疫疾病，會引起風溼性心臟病。當小孩感染A群β型溶血性鏈球菌時，該菌會釋放抗原以誘導對應抗體產生，該抗體再與存於小孩心臟之抗原結合，進而引發炎症反應。諾麗能提

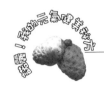

供抗氧化劑和賽洛寧原，以活化蛋白質、酵素，捕捉體內的自由基，排除結晶體，減少發炎與疼痛，同時諾麗果中的固醇類，亦有止痛消炎的功效。諾麗以全方位之營養及免疫加強之能力，來幫助人體渡過難關。

諾麗果與攝護腺肥大症

諾麗果中的賽洛寧原可以活化松果體，促使內分泌系統正常化，對泌尿系統和生殖系統有強化功能，尤具是果中的固醇類的 β －穀固醇（ β －sitosterol）能防止頻尿和尿失禁，並且強化攝護腺功能。

諾麗果與糖尿病

諾麗能活化松果體及其他各腺體，因此可以促進胰島腺分泌胰島素，減低並調節血液中的糖份，降低糖尿病的發病率，其中礦物質鉻能加強胰島素的功能，果膠亦能調節血糖的吸收，對糖尿病患頗有助益。

諾麗與皮膚病

諾麗果中的賽洛寧原與賽洛寧轉化酶在人體內組成賽洛寧後，可被皮膚組織中的特定細胞吸附。因此進入皮膚組織內活化細胞，

促進皮膚的修復和再生。同時諾麗果中的熊果酸（ursolic acid）可以預防皮膚癌、減輕皮膚發炎、減少頭皮屑生成，再加上維生素A、維生素C和B群以及氨基酸等，能提供皮膚所需的養份。因此諾麗可以減輕濕疹、黑斑、疤痕、頭皮屑的產生，甚至對受到燒傷、燙傷和創傷的皮膚，也有促進再生的功能。尤其在針對皮膚濕疹的研究上，諾麗果更具有特殊功能。因為濕疹的患者在某些免疫機能上有部份缺失不正常。研究報告指出，濕疹患者的皮膚層的白血球能釋出多量的組織胺（histamin（e））和其他過敏原。

一般濕疹患者在殺菌的免疫機能上明顯不及正常人。服用諾麗可以降低組織胺和其他過敏物質的釋出量，同時能增強殺菌力，尤其在對抗濕疹的葡萄球菌更具效力。諾麗果中的氨茴-P-苯醌能直接有殺死葡萄球菌的功能，再加上諾麗果能活化酵素，提昇各種生化管道的流動力，也能間接癒合濕疹以及其他各類皮膚病。

諾麗果與預防皮膚老化

防止老化是自古以來最為人類關注的焦點，從秦始皇時代起，就有遠赴重洋，以求長生不老仙丹的歷史。至今科學文明時代，人們更盡全力以達到青春永駐的目的。除了不願接受年老力衰，體能不濟的老化現象外，人們最害怕的莫過於外型的改變。而外型改變最為明顯的，就是皮膚的老化。於是琳瑯滿目的化妝品、護膚器

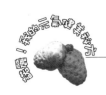

材、保健食品以及整型外科等成了現代人的時尚消費。諾麗果除了可以活化松果體產生褪黑激素以開啟生命時鐘外，並含有多種抗氧化成份可以減緩老化過程。但是老化過程是不可避免的，在這過程中有礙美觀的各種皮膚變化也是老化的特徵。

大多數的人年至三十歲後，皮膚皺紋逐漸明顯，將近四十歲時皮膚開始鬆弛，其原因主要是真皮層的膠原纖維與彈性纖維的質與量發生變化，導致皮膚彈力與伸縮性降低，皮下脂肪組織支持力下降，而使皮膚鬆弛並產生皺紋。同時隨著年齡增長，引起皮膚的色調、亮光度和鮮豔程度有所差異，老化的皮膚色相由紅變黃，皮膚的明度降低，皮膚的透明度變弱而趨於暗淡。此外皮膚的附屬物如頭髮變白變少並失去光澤，指甲粗糙並容易斷裂。老化的皮膚其「屏障作用」降低，因此容易感染皮膚病甚至罹患皮膚癌。

皮膚老化的生理現象最明顯的就是表皮細胞增殖力降低，蘭格漢斯氏細胞（蘭氏細胞）（Langerhans' cell）含量減少，而蘭氏細胞是人體絨毛膜泡中的滋養細胞，可以分泌絨毛膜促性腺激素，並且是皮膚中主要的免疫細胞，可以對抗體外異物的入侵。老化的皮膚的黑素細胞（melanocyte; melanophore）也相對減少，因此影響到皮膚細胞黑色素的產生。黑色素的合成，主要是細胞利用酪胺酸酶（tyrosinase），將酪胺酸（tyrosine）多次氧化成為真黑色素（eumelanin）或是在氧化過程後加入半胱胺酸（cysteine）而形成類

黑色素（pheomelanin）。黑色素是決定膚色的主要因素，此外真皮膚層中的類胡蘿蔔素（carotenoid），極易沈澱於真皮層，而使皮層呈現黃色。同時微血管中的血紅素含量也是影響膚色之一，當皮膚老化時，真皮層的微血管數量逐漸減少，除了提供皮膚的養份減少外，皮膚表層的溫度也有下降的趨勢。而皮下結締組織皮脂的分泌受男性荷爾蒙的影響，在青春期最為活躍，到了高齡期開始萎縮，皮脂量減少，皮膚老化現象更為顯著。

★皮膚年齡比較圖

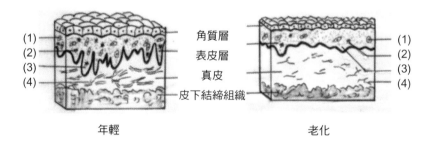

角質層
表皮層
真皮
皮下結締組織

年輕　　　　　　　　　　　　　老化

(1)蘭格漢斯氏細胞
(2)黑素細胞
(3)真皮乳頭
(4)血管皮膚老化後皮層的改變

(i)角質層粗糙。(ii)真皮乳頭變平。(iii)皮下結締組織下降。
(iv)黑素細胞和蘭格漢斯氏細胞減少。(v)皮下微血管變細變少。

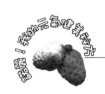

　　諾麗對改善皮膚的老化現象是內外相應的。諾麗中的賽洛寧原和賽洛寧轉化酶可在人體形成可以活化細胞蛋白質的賽洛寧，同時諾麗中所含的7－羥6－甲基香豆素（scopoletin）與血管收縮素結合後除了能活化松果體，並能產生褪黑激素的先驅物，活化各種腺體，開啟生命時鐘，防止老化。諾麗中的維生素C與鐵共同參與膠原蛋白質的合成作用，使皮膚和毛髮有光澤和彈力，而維生素C又能減少皮膚細小紋路及皺紋，並能改善皮膚的色澤及光彩，讓肌膚緊緻。維生素C並可以保護皮膚不受紫外線的傷害。諾麗中所含的葉酸有助於紅血球的成長，因此有助於亮彩膚色的形成，而維生素H（生物素）則是合成維生素C的必要物質，生物素與諾麗中的維生素A、β－胡蘿蔔素、B2、B3、B6有相輔作用，可以保持皮膚健康並且防止白髮、緩和肌肉疼痛、減輕溼疹和皮膚炎的症狀。諾麗中的維生素E是最佳抗氧化劑，可減少老人斑的沈積。同時諾麗中的礦物質錳和銅形成離子後能與超氧化歧化酶（SOD, superoxide dismutase）結合，除去人體細胞內的游離自由基，保護體內細胞與核酸的完整性，以維持正常功能，因此具有抗氧化及抗衰老的功能。諾麗中所含的礦物質硫，更是維護毛髮和指甲生長的重要元素，其中含硫的角蛋白（keratin）就是頭髮、指甲及皮膚的重要物質。此外，諾麗能阻止穀胱甘汰（glutathione, GSH）分解，而穀胱甘汰不但是肝臟解毒的重要元素，同時它能對抗自由基，具有抗氧

化性，能保護細胞不受損傷，維持皮膚和毛髮的健康。

皮膚老化的時候，膠原蛋白（collagen）則隨年齡上升而減少，一旦膠原蛋白萎縮，皮膚的外層就會開始塌陷而鬆弛產生皺紋。膠原蛋白是一種纖維狀結構的蛋白質，它是人體結構組織最主要的蛋白質，皮膚組織大都是由膠原蛋白所組成。組成膠原蛋白的胺基酸需要具有獨特性的氨基酸，其中包括甘氨酸（glycine）、賴氨酸（離氨酸）（hydroxylysine）和羥脯氨酸（hydroxproline），這三種氨基酸在諾麗中均含量豐富。此外，諾麗中所含的酪胺酸（tyrosine）是提供皮膚中黑色素的主要原料。經過賽洛寧活化後的細胞組織，更活化了各種酵素，例如膠原蛋白酵素（procollagenase）和酪胺酸酵素（tyrosinase）等，使皮膚的彈性、色彩及光澤保持在年輕有活力的狀態。

諾麗對皮膚抗衰老的功效是多方面的，不只是內服，而且外用也同樣有保護的功能。除了諾麗果之外，包括諾麗的根、莖、葉、花、種子都有其針對皮膚抗衰老的特殊作用。最近的研究指出，整株的諾麗都顯示出具有氧化氮（NO）（nitric oxide）的特性。氧化氮是二十一世紀最早的明星，它被稱為「生物氣體」（biological gas），它能促進血液循環，使皮膚中的血液流暢，氧氣和養份得到充份的補給，維持皮膚所需的營養，並且排除代謝產生的廢物，維持皮膚的健全組織。科學實驗證實，氧化氮可以快速修復受傷的皮

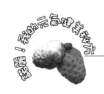

膚，並且不會留下疤痕。氧化氮能協調製造膠原蛋白的生化反應，使皮膚的表皮層、真皮層及結締組織不至退化衰老，保持年輕的彈性。

　　諾麗的外用功能是整體性的，因為它含有豐富的帖烯類化合物、短鏈脂肪酸和亞麻油酸，這些特殊物質能與水同時快速滲透入皮膚的表皮層，並且能攜帶諾麗中其它的營養物質一併進入皮膚組織中，進行滋養修復的功能。因此，當皮膚受到刀傷、創傷、蟲咬傷或其他皮膚病時，內服外用諾麗能加速皮膚的復原力，就如醫院在處理燒燙傷時常用鳳梨酵素敷抹，其實諾麗汁對皮膚燒燙傷的好處遠勝於市上流行的鳳梨酵素或是蘆薈。採用高科技研發出抗老化的化妝品，已成為化妝品發展的趨勢。諾麗中所含的維生素、礦物質、氨基酸、脂肪酸、酵素再加上其特有的賽洛寧和氧化氮功能，實在可以說是皮膚滋養的極品。

諾麗與癌症

　　諾麗中的酵素和抗氧化物，可以預防自體免疫系統失調，防止有害物質侵犯。諾麗中的丹拿堪索（damnacanthal）已被科學界證實，具有抗癌成份，再配合諾麗中的抗氧化物質，達到消滅自由基的雙重功效，早在各類實驗中，有明顯的對抗腫瘤的成效。一九九四年有四位日本科學家將諾麗果萃取物加入細胞培養液後，成功地

抑制了癌細胞（K－ras－NRK cells）的繁殖。同時海瑞米博士（Anne Y. Hirazumi, Ph.D.）將諾麗萃取物注入患有肺癌的小白鼠體內，而延長了患有肺癌的小白鼠壽命長達五十天之久。諾麗果中的茜草根定（rubiadin）、二氫氧基蒽、茜茜草素、桑色素町（morindone），光澤汀（lucidin）等均能抑制癌細胞的酵素分泌，使癌細胞停止生長。但是我們必須強調，諾麗不是對所有癌症患者的腫瘤有絕對性的效果，這只是一個統計數字，但是在幾種不同的癌症上，諾麗確實曾使腫瘤縮小。諾麗對癌症最大的功效並非在治療方面，而是在於它的預防功能上。

諾麗與癌症化療

　　諾麗果中的萜烯類化合物，為天然溶劑，含有多種芳香多芬物質，除了能殺菌外，並且能促進正常細胞的再生力，許多臨床上證實諾麗有助減緩肌肉痙攣、減輕肌肉緊張與疼痛。再加上酵素、礦物質、氨基酸、維生素的整體功能，以及賽洛寧活化細胞讓因為化療而受損的正常細胞得以早日修復，並且降低化療所引起的各種身體不適。

諾麗與性機能失調

　　諾麗能促進內分泌系統正常化、活化松果體（pineal gland）、

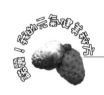

增強對泌尿系統和生殖系統的調節、抗老化、增強腎上腺的分泌、減低壓力及情緒緊張、增強性功能及活動力、減低婦女經期症候群以及經期不順等症狀，尤其是諾麗果中形成的氧化氮（nitric oxide）能擴張血管，使男女性器充血，能增強性行為時的快感。

諾麗與性病

諾麗果中含有多種抗菌，抗黴菌以及抗酵母菌的成份，諸如氨茴P－苯醌、丹拿堪索、桑色素酊等均有殺菌、抗發炎的功能，萜烯類化合物不但能殺菌同時亦能促進細胞再生，並能使性病患者早日康復。

諾麗與戒煙、解除藥癮

諾麗中的賽洛寧原轉化成賽洛寧之後，可以使蛋白質接受器正常化，藉以減少對煙、酒、麻醉劑等藥物的依賴性。

諾麗與牙齦及口腔疾病

諾麗果中含有賽洛寧和其他成份，可直接經過皮膚和口腔黏膜滲入細胞組織中，直接發揮各項功能，包括殺菌、止痛、強化細胞等功效，因此有效的防治口角炎和牙周病的產生。

諾麗與各類外傷

　　諾麗能促進新陳代謝功能、修復細胞並具有抗菌性，防止傷口發炎，諾麗中含有蒽醌類和7－羥－6－甲基香豆素，可以減輕痛症，因此對各種外傷、刀傷、扭傷、燙傷、蟲咬或骨折都有很好的效果。

諾麗為全功能營養補充品

　　諾麗具有上百種有機與無機的成份，在現代預防醫學上已經被廣泛地應用。諾麗可成為平日的食物或是營養補充劑，除了其中特殊的成份外，並含有維生素、微量礦物質、酵素、碳水化合物、氨基酸、脂肪酸等，都是人體必須的物質，所以諾麗是一種極為營養的水果，也是全方位的營養補充品。

諾麗的主要成份和其在醫學上的理論

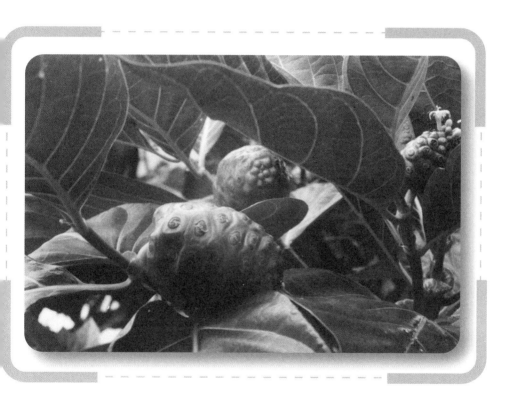

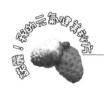

▶▶自由基的預防醫學

諾麗可以清除看不見的殺手——自由基

在我們談論諾麗果可以清除自由基之前,我們必須先了解什麼是自由基、自由基是如何產生的、自由基對人體健康的影響以及諾麗果清除自由基的原理及功能。

什麼是自由基

所謂自由基(free radical)是指一些原子或分子具有一個或多個不成對的電子。這些未能配對的電子,是一種非常活潑、非常不穩定而且其生命週期極短的化學元素。這些自由基必須盜取其鄰近的電子以維持其穩定性,而這些遭受到被竊取了的電子的分子,則因為失去其穩定性而成為自由基,而不得不偷取其鄰近的電子,而形成惡性循環的「自由基連鎖化學反應」,這種化學反應可以統稱為「氧化」。此種氧化作用會危害到人體的生理組織,破壞細胞,使組織細胞失去正常功能,造成細胞病變,導致疾病,甚至破壞DNA,造成DNA突變,引起癌症。

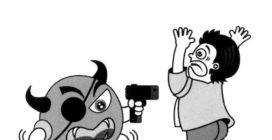

有人把自由基比喻成為體內的黑道份子，當外來份子侵入時（細菌和病毒）會採取抵禦攻防的機制，來消滅這些外來份子。但如果黑道的地盤擴充太大，對善良百姓將會造成危害（造成細胞壞損），更因而危害整個社會（產生疾病）。

　　有人把自由基比喻成為體內的黑道份子，個性爆烈頑惡，喜歡欺壓善良百姓（帶有配對電子的細胞分子）。但是他們並不是全無好處，因為他們也會保護地盤，因此當外來份子侵入時（細菌和病毒），這些黑道份子（自由基）會採取抵禦攻防的機制，來消滅這些外來份子。可是因為這些黑道份子過於霸道，善惡不分，除了消滅外敵外，還殺傷許多無辜百姓，如果黑道的地盤擴充太大，對善良百姓造成危害（造成細胞壞損），更因而危害整個社會（產生疾病）。

自由基的產生及其生化過程

　　自由基的產生可分為兩個來源，一個是由體內正常的生理作用而產生的；另一種則為遭受到外界環境的干擾而形成。人體需要從食物中獲取能量，因此不斷地進行氧化、還原、吸收、排洩等新陳

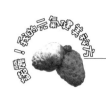
代謝作用，當氧化還原作用不完全時，所剩的氧反而會形成「活性氧」，並會攻擊細胞組織，造成細胞病變，損害人體健康，此種是為因人體進行新陳代謝產生能量——鈷胺素腺苷轉移酶（ATP）時所製造的副產品，也就是自由基。此外，當人體細胞遭受到外來的細菌或病毒侵入時，白血球就會利用自由基去吞噬外來的異物，因此當身體遭到病原感染時，體內就會產生大量的自由基。外在的環境污染，也能造成人體內產生大量自由基。我們日常曝露在污染的空氣中，大氣層的臭氧、紫外線、電磁波、食品添加劑、防腐劑、農藥、抗生素、毒品、工業污染、香煙及二手煙（每根煙會產生一萬兆個自由基），以及精神焦慮驚恐，工作壓力過大時都會產生自由基。依據統計，現代的都市人，在居住環境不佳再加上生活壓力之下，每天可以產生數十億個自由基。

人體內自由基的來源

　　人體內自由基因為生成方式與來源不同，可分為三大類：

（一）來自生物自身的合成

　　這是人體不可或缺的自由基。其中最重要的是一氧化氮（Nitric Oxide，化學符號為NO），它是生物醫學界的新寵兒，曾被美國《科學》雜誌選為一九九二「年度分子」（molecule of the year）。

氧化氮是一種自由基，帶有奇數的電子，在人體內會因需要而由胺基酸合成，譬如一氧化氮由L-精胺酸（L-Arginine）在NO合成酶（NO synthase）下可以合成，是人體不可或缺的自由基。

（二）來自新陳代謝的產物

主要的自由基有超氧化物（superoxide），它是因為氧分子得到了一個額外電子而形成的。多半是在新陳代謝的過程中產生。這些自由基通常是需要酶的存在才能在代謝的機運中形成。它帶有負一價數的氧分子。另外由超氧化物衍生的有氫氧自由基（hydroxyl radicals）。這二種含氧的自由基，統稱為氧氣自由基（oxygen free radicals）。

（三）來自環境污染的附帶物

包括空氣、水質以及輻射污染、藥物、農藥或防腐劑、某些食物類等。例如燒焦的肉類就含有多種多環碳化物，如苯并菠（benzopyrene）與苯并蒽（benzanthracene）。這些多環碳化物在體內的代謝過程中也會形成自由基並且能使基因突變，引起癌症。

上面第一類與第二類自由基是人體的重點自由基，不管你的健康情況究竟是如何，必然會有它的存在。尤其是自身合成的一氧化氮能協助體內細胞抵抗異物的侵入，消滅細菌和病毒是生物體必要的自由基。

第三類自由基，因為是環境污染的附帶物，我們若能控制或改

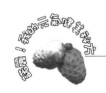

善環境，就可避免它對身體引起的傷害。如果無法完全避免，為了維護身體的健康，就必須靠某些抗自由基的食物來加以清除。

自由基對人體健康的影響

自由基在人體內會侵犯DNA，蛋白質和細胞的脂肪膜，這類附有自由基的細胞會因此而逐漸破壞衰老，並且引發細胞病變，產生各類慢性疾病和癌症。自由基之所以造成傷害，是因為其活動性強。如前所述，自由基之所以具活動性，是因為它們的分子少了一個電子。在人體內，最常見到的自由基為氧化基（oxyradical），它能使細胞膜上的脂質氧化，因而改變細胞膜的滲透性使養分無法進入細胞內而造成細胞壞死。假使細胞膜被破壞的速度大於細胞的再生速度，則人體組織器官就會逐漸衰退老

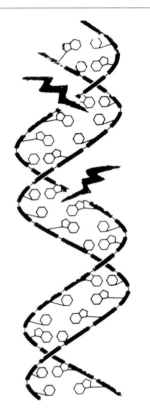

自由基攻擊細胞造成的傷害：
(1)氧化脂質，使養分無法進入細胞內而導致細胞壞死。
(2)攻擊蛋白質，令蛋白質失去功能，引起病變。
(3)破壞DNA造成DNA股斷裂或鹼基的改變，引起基因突變而誘發癌細胞生成。

化。氧化基也會攻擊蛋白質，使皮下膠原組織斷裂，導致筋骨僵硬，行動不使。此外，自由基會破壞細胞的DNA，使DNA產生突變而導致癌症。又因遭受到自由基損傷累積過多後，細胞會變得呆滯、不能分裂，因而傷害到肌肉組織、腦細胞、眼睛的水晶體、心肺組織，肝腎機能等而導致心血管疾病、呼吸道疾病、腎臟病、肝炎、肝硬化、糖尿病、白內障、視網膜病變、重聽、關節炎、紅斑性狼瘡、巴金森氏病、老人痴呆等病症。

諾麗可以清除自由基

當自由基尚未能加害人體之前就應該開始清除它。諾麗果含有多種抗氧化物質，例如維生素A、維生素C、維生素E、葉酸、s－胡蘿蔔素以及礦物質鋅、銅、錳、硫、鐵、硒、鍺，酵素以及精氨酸、塞洛寧原和7－羥－6甲基香豆素等都能直接或間接形成抗氧化物質，抗拒自由基。諾麗果中各種自由基的成分是具有相輔相成的功效。當人體以維生素A、C、E以及葉酸作為增強體內防禦力，抗拒自由基時，這些維生素能吸收額外的電子，但本身不會轉變成自由基，因此讓具有破壞性的連鎖反應停止。而酵素則多半直接參與氧化作用，轉化氧化基成為過氧化氫，然後再經酵素分解而產生水和氧，此類的清除自由基過程都需要多種酵素共同運作，才能達到成效。再則，無論是用維生素或是酵素來對抗自由基，其作用又都

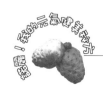

有賴於微量礦物質，尤其是需要硒、鋅、鍺、錳、銅、鐵等在體內達成均衡，以協調強化輔助酵素的功能，才能徹底達到清除自由基的機能。諾麗果中的賽洛寧原在人體內形成賽洛寧後，活化各項酵素功能，因而也間接參與到清除自由基的功能。而精氨酸則是一氧化氮（NO）的前身，亦具有氧化還原的作用。

所以說，諾麗果可以清除看不見的殺手──自由基，是集合諾麗果中的各種成份，共同發揮最大的效用，因此可以防止各種因自由基傷害而引起的慢性病，並可強化細胞，防止老化。

★必須在細胞尚能修復的時機服用諾麗

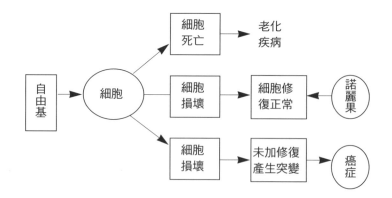

諾麗與免疫機能

何謂免疫機能

　　最新醫學與近代營養學的專家學者在針對醫療和預防疾病的領域上，多以增強免疫機能為對抗疾病的首要考量。因此「免疫營養」成為保健醫學的熱衷研究重心。免疫力的強弱與人體的淋巴系統最有直接關聯性。免疫是指生物體內的細胞能辨識出敵我，以維持生物體正常穩定的功能。

　　人體對細菌、病毒等病原的防疫機能，可以大致分為三道防線，病原必須殺出重重關卡，才能引發疾病。人體對抗病原的第一道防線就是皮膚、黏膜組織、纖毛、唾液、淚液以及胃酸，當細菌或病毒入侵時首先就被第一道防線阻擋，不得入侵體內。如果某些毒性較強的病原體攻破了第一道防禦線時，則體內的白血球、巨噬細胞、殺手細胞以及干擾素等就依照各種細菌、病毒、黴菌或寄生蟲的特性，用盡方法將它們消滅或是抑制它們的繁殖力。當免疫系統進入第二道防禦機制直接對抗病原體，造成相互廝殺，使人體感到不適，甚而產生發燒或發炎的徵狀。如果不幸病原體相繼攻破了第一道和第二道防線而侵入人體後，此時患者便感不適，各種疾病的臨床徵候更為顯著，人體的免疫系統則進入最終的第三道防線，此時啟動了人體最重要的免疫細胞——淋巴細胞。淋巴細胞分為T

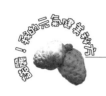

淋巴細胞和B淋巴細胞兩種形式，並由B淋巴細胞分泌出免疫球蛋白抗體至血液或體液中，以中和病原體所分泌的毒素，並且結合凝聚至細菌或病毒的表面，以阻止病原體侵入細胞內，同時被抗體結合的細菌或病毒會更容易被吞噬細胞消滅，此時因淋巴系統的機制，會對特定的病毒（例如腸病毒、SARS病毒）產生特定的抗體並且存在血清內，此種血清抗體就是對付此類特定病毒的最佳免疫力量。

均衡的免疫機能，才是真正保健之道

人體對病原體的感染和免疫，是一種相互作用的矛盾體制，也可以說感染和免疫是天秤的兩端。當人體遭受到病毒感染後，病毒可以誘發出人體的免疫反應，並且將此免疫反應完全消滅，導致患者病重甚而死亡。同樣的，免疫機能也可以徹底清除病毒感染，而使患者痊癒，但在康復期間，引起細胞損傷，產生病痛。也就是當免疫系統啟動後，病原體被巨噬細胞吞食後，細胞會產生許多氧化物來中和因巨噬細胞而產生的自由基，如果這些多餘的氧化物沒有適當的抗氧化物來加以中和時，又會破壞人體的正常組織。所以如前所述，感染和免疫是天秤的兩端，正如免疫學家常形容免疫反應是雙刃的劍，它雖然可以消滅病原體，但如果反應過度時，則會對人體產生很大的傷害。當成年人的免疫力過強時，如果和某些病毒

作戰時，因為強大的免疫系統讓細胞釋放出大量的細胞激素和氧化物質，反而使患者的病情加重。所以不要一味的信賴藥物來增強免疫體，均衡的免疫機能，才是真正的保健之道。

諾麗能提供均衡的免疫功能

諾麗果中含有各種抗氧化物質，可以使各種免疫細胞正常運作，其中所含的維生素A、C、E以及β－胡蘿蔔素、葉酸和微量礦物質硒、鋅、鍺、硫、銅、錳、鐵、鉻、鉬；以及精氨酸和多醣體等與塞洛寧原和塞洛寧轉化酶等酵素相互配合，則能即時加強免疫功能，同時又有多種的抗氧化劑來中和自由基。也就是說諾麗果一方面能增加人體細胞的免疫力，來抵抗因外來的病原體如細菌或病毒的侵入，同時也可以用適量的抗氧化物來消滅自由基，以減輕患者的病痛，所以諾麗果在「免疫營養」上是全方位性的保健食物，它能提供真正均衡的免疫功能。

諾麗與免疫營養

「免疫營養」（immunonutrition）的觀念最早在西元1990年前後開始萌芽，當時免疫營養的觀念在於研究有關「炎性腸道疾病」（inflammatory bowel disease），因為當腸道發炎時，小腸對於食物養分受到抑制，並且大腸中的腸益菌製造維生素的機能也無法進行，

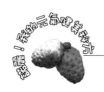

因此炎性腸道疾病的患者常因為體內蛋白質、不飽和脂肪酸、核酸物質和維生素缺乏而導致了免疫系統失調，也就是我們所稱的「免疫力不足」。

諾麗所含的胺基酸中之穀氨酸 （glutamine） 可以降低手術後的感染機率和敗血症的機會，同時所含的胺基酸中之精氨酸（arginine） 更可以降低感染疾病後的休克等併發症。諾麗所含的多種不飽和脂肪酸、核酸物質、維生素、多醣體等營養物質以及特有的賽洛寧和一氧化氮效應，可以發揮並平衡人體的免疫機能，也就是使身體達到免疫的功能但是卻不過於太強。諾麗在免疫營養上的效能，確實值得醫藥保健學界多加以研究和重視。

諾麗能協調人體的重要腺體

　　人類為了使身體各部位的組織器官能夠正常運作，因此必須使身體機能維持在一種特定的穩定狀態，這種穩定狀態生物學上稱之為「恆定」（homeostasis）。例如人體的體溫、養份的分配、體液離子的濃度以及氣體的比例等。內分泌系統則是維持人體「恆定」主要系統之一。內分泌系統藉由化學傳遞物的釋放來協調身體不同部位的細胞活動。此種化學傳遞物質就是荷爾蒙或稱之為激素。

　　荷爾蒙是由人體內分泌腺的細胞所製造的，經過釋放到血液中後被輸送到特定的器官組織，這類特定的器官組織的細胞或是細胞質內，含有特種的接受器（receptor）能夠辨識其所需的激素所傳送的訊息，而產生各種特定的功能。

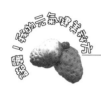

★人體主要內分泌腺產生的激素與其功能

腺體	激素	功能
松果腺又稱腦上腺	性腺促泌素 褪黑激素 血管收縮素 腎上腺顆粒層皮質素	活化各腺體機能，協調性腺功能，抗衰老，刺激腎上腺分泌醛固酮，控制體液和鹽份
下視丘	調節因子	刺激或抑制腦下腺前葉分泌
胸腺	胸腺聚月太激素、 胸腺液因子、 胸腺刺激素	幫助T細胞在胸腺發育，協助T細胞與免疫系統中的其他細胞相互作用
腦下腺後葉 （垂體神經部）	抗利尿激素	增加腎小管的水份吸收、升高血壓、減少尿量
腦下腺中葉 促脂素	催產素 黑色素細胞刺激素 促進脂肪分解	刺激子宮收縮，協助分娩、刺激乳汁分泌 增加皮膚色素
腦下腺前葉 （垂體腺體部）	生長激素	促進生長發育，刺激骨骼、肌肉生長，促進蛋白質合成和脂肪分解及減緩醣類代謝
	甲狀腺刺激素	調節甲狀腺製造及分泌甲狀腺素
	腎上腺皮質促泌素	促進腎上腺皮質刺激素，控制腎上腺皮質的活動，並分泌皮質類固醇
	黃體生成素	控制和調節男性和女性的生殖活動
	泌乳素	促進乳汁分泌
	濾泡刺激素	調節女性卵巢濾泡成熟和排卵，以及調節男性精子生成
甲狀腺 （濾泡細胞）	降鈣素	降低血鈣及磷酸根濃度
	甲狀腺素及三碘甲狀腺原氨酸，兩者合稱為甲狀腺素	促進醣類和蛋白質的分解，增強代謝率、增加心血管系統對交感神經刺激之敏感性、影響發育及組織系統的成熟期

腺體	激素	功能
副甲狀腺	副甲狀腺激素	增加血中鈣離子濃度、降低磷酸根離子濃度
腎上腺髓質	腎上腺素	增加心跳和血壓;調節血管張力、刺激平滑肌收縮,促使血糖升高。
	正腎上腺素	增強小動脈收縮、升高血壓、增加代謝率
腎上腺皮質	葡萄糖皮質素,主要為可體醇、皮質固醇及可體松	控制代謝作用、調節血糖濃度;影響生長、抗發炎、降低壓力,應付緊急狀況
	腎上腺皮質素	增加皮膚色素
	礦物性皮質素,主要為醛固酮	控制水和鹽類的再吸收,調控腎小管鈉的再吸收以及鉀之流失
	性腺皮質素	男性和女性的性激素
胰臟 (胰島之 β 細胞)	胰島素	促進葡萄糖之吸收、增加肝醣貯存量,降低血糖濃度
胰臟 (胰島之 α 細胞)	升糖素	增加血糖濃度
消化道	胰泌素	刺激胰液之分泌以中和來自胃的酸性食糜
	胃泌素	刺激胃製造及分泌消化液及胃酸
	膽囊收縮素	分泌膽汁
心臟	心房利鈉因子	平衡體液及電解質、降低血壓及血液容積
卵巢濾泡	動情激素	促進女性性徵之表現、促進卵巢濾泡發育
卵巢黃體	黃體素及少量動情激素	抑制月經週期、刺激子宮增長、維持妊脈
胎盤	動情激素、黃體素、人類絨毛膜促性腺激素	維持妊脈
睪丸	雄性激素,主要是睪固酮	促進男性第二性徵之表現,幫助製造精子

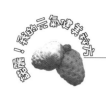

　　諾麗果能活化並加強人體內因年齡因素而逐漸退化的松果體（pineal body）機能，因而促進人體其他各類腺體活化，以協調達到「恆定」最佳狀態，也就是免除病痛，防止老化，使人體達到保健的功能。提倡諾麗果能促進和協調人體內分泌腺機能的學者，首推曾任美國波士頓大學醫學院副院長的馬里蘭大學醫學博士夢娜·哈里遜醫師（Mona Harrison, M.D.），她認為諾麗果汁會強化人體內分泌系中的「松果體」的運作機制，進而能促進同時又能制衡其他各大腺體的功能。

　　松果腺（pineal gland）或稱為松果體（pineal body），又稱為腦上腺（epiphysis cerebri），形狀像松果，雖然其重量不到0.2公克，大小也僅長約5毫米，有如黃豆一般的大小，但它卻是非常重要的腺體。

松果腺位置〔一〕

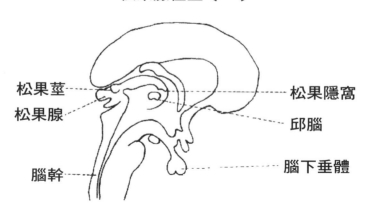

松果莖……松果隱窩
松果腺……邱腦
腦幹……腦下垂體

　　松果腺不但能夠分泌出激素來刺激多類組織細胞的機能，同時松果體能活化並調節人體內分泌系統中各重要的腺體。松果體在青春期就開始鈣化，這些沈積鈣粒形成「腦沙」（brain sand），然而，並沒有證據顯示鈣化與松果體活性的喪失有關聯性。松果體與胸腺一樣，隨著年齡的增長而逐漸退化，當松果體分泌旺盛時，人體其他內分泌腺，包括性腺、腎上腺、腦下腺、胰島腺、甲狀腺甚至青少年的胸腺都能分泌充足，因而人體各種機能運作正常，免受疾病的侵入。

松果腺位置〔二〕

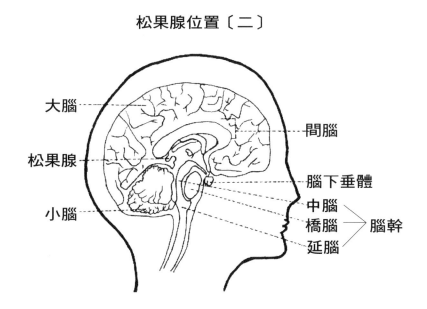

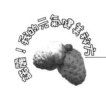

夢娜‧哈里遜醫師研究發現諾麗果能強化腦內松果體的正常運作，松果體並能促進血管收縮素（serotonin）和褪黑激素（melatonin）的產生。

血管收縮素又稱為5~羥色胺或血清素。血管收縮素廣泛分佈於人體各組織中，尤其它是腦中極為重要的化學物質，它能引起神經介質的作用，協助神經傳達訊息。當人體組織細胞受傷時，它能成為血小板中的血管收縮劑，控制血的流量。血管收縮素又能刺激小腸的平滑肌收縮功能，增進小腸的吸收作用。同時諾麗果中的7－羥－6－甲基香豆素（scopoletin）與血管收縮素結合後產生褪黑激素的先軀物，並具有抗組織胺的功能。因而能調節血壓、抗菌、消炎、消腫、抗過敏、調節體溫、增進性能力、減輕精神抑鬱、頭痛、失眠、記憶力衰退、預防老人癡呆等機能性與精神性的病痛。

松果體能促進褪黑激素的產生，除了可以調整睡眠、心情、卵巢或睪丸的性荷爾蒙的分泌外，近幾年來科學界發現，松果體與其產生的褪黑激素可以成為「人體老化的時鐘」，因為隨著年齡的增長，松果體與退黑激素相繼的退化。從一歲至二十歲間是人體產生退黑激素的高峰期，隨著歲月的增加到了六十歲時，其所分泌的退黑激素只有成年期的一半。

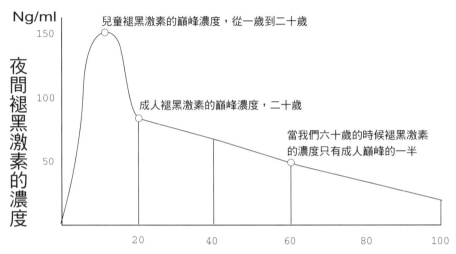

人類一生當中褪黑激素濃度的變化情形

Ng/ml

兒童褪黑激素的巔峰濃度，從一歲到二十歲

成人褪黑激素的巔峰濃度，二十歲

當我們六十歲的時候褪黑激素
的濃度只有成人巔峰的一半

夜間褪黑激素的濃度

依據針對褪黑激素的研究顯示老化是一種疾病。只要我們能夠設法將體內的褪黑激素
（Melatonin）提升至年輕時期的濃度，則可重新設定老化時鐘的方法，讓我們免於病
痛、睡得安穩，達到延年益壽的目的。

　　當松果體分泌正常時，它會控制其它各腺體的激素分泌，例如
男女的性腺、甲狀腺、腦下腺、胰島腺等，因此當松果體退化時，
就會產生性功能減退、甲狀腺機能抗進或不足、生長激素銳減，導
致組織老化、第二類型糖尿病等機能性病症。因此，可以說松果體
所產生的褪黑激素將人類的預防醫學推進了一個新紀元。

　　就以松果體為「生物時鐘」的理論來研討其所分泌的退黑激素

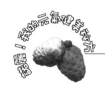

對人體的各種效益，簡述如下：

1.褪黑激素能控制壽命的長短

退黑激素的分泌在晚上十一點至凌晨兩點達到最高峰，當人體視網膜及眼球接觸到光線後，松果體便停止分泌褪黑激素，或其分泌量少於夜間分泌量的十倍以上。經常失眠、熬夜的人，褪黑激素分泌比一般人低很多，死於心血管疾病的機率是常人的十倍。

2.退黑激素能促使睡眠

退黑激素又稱為天然的安眠藥，並且沒有副作用。因此晚上睡覺不要開大燈或是戴上眼罩，可以幫助褪黑激素的分泌，提高睡眠品質。

3.褪黑激素能防止老化

西元一九九五年美國兩位醫生發表顯示，在飲水中補充褪黑激素，可使小白鼠的平均壽命加長三十個月，而且其皮毛呈現豐腴的光澤。再則補充褪黑激素的白鼠年齡大後，其卵巢不但未萎縮，反而性腺分泌增加，更有活力。

4.褪黑激素能抗氧化

研究發現褪黑激素是抗氧化荷爾蒙，因此可以降低血管內低密度的膽固醇氧化而附著血管壁上的危險性，防止動脈硬化及心血管阻塞等發生。

5.褪黑激素能抑制乳癌細胞

國外許多臨床研究發現，乳癌患者其血中退黑激素的濃度越低，則其乳癌細胞長得越大而且越惡性。同時發現極少量的退黑激素，就可以抑制百分之五十乳癌細胞的生長。一般年輕女性因其松果體製造褪黑激素較多，因此可以抑制乳癌細胞生長，所以年長女性較易得患乳癌。一項有趣的研究指出，盲女得患乳癌的機率很低，主要是因為盲人無法見光，所以體內褪黑激素的濃度高，因此不易得患乳癌。

6.褪黑激素能紓解壓力

褪黑激素因為可以抑制腎上腺皮質脂酮的分泌，避免血壓升高，心跳加快的發生，因此有紓緩緊張和壓力的效果。

7.褪黑激素能增強免疫機能

一項動物實驗發現，若以連續性的強光抑制褪黑激素的分泌，將使動物的免疫力急遽下降，同時更能形成癌症及細菌感染等病症。在動物實驗中發現褪黑激素有強化動物體的胸腺細胞的再生力，因此增加了免疫T－細胞的數目，同時褪黑激素也能使淋巴系統的B細胞製造抗體的功能增強。

8.褪黑激素是環境毒素的終結者

新的研究證據顯示，褪黑激素可以保護人體免於煙酒傷害。因此諾麗果的保健功能就以活化松果體，激發各腺體機能，產生褪

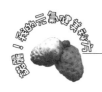

黑激素各要項而言，實在可以更進一步證實諾麗的養生功能，以及它對人體其他各腺體的相互影響與重要性。

★諾麗對身體各類腺體的影響及功能

諾麗強化的腺體	功　　　能
松果體	平衡身體其他各腺體的功能。
腦下腺	促進生長機能，協調代謝作用，調節其他各腺體之功能。
胸腺	加強免疫系統，預防細菌和病毒的感染，防止鈣質的流失。
腎上腺	精力來源，延緩老化，提升細胞吸收功能。
甲狀腺	預防突眼性甲狀腺腫及甲狀腺機能亢進或不足，改進精神急躁、易怒、疲倦等現象，增加皮膚彈性，調節體溫。
副甲狀腺	增加血中鈣離子濃度，平衡血液酸鹼值。
胰島腺	使胰島素分泌正常，預防糖尿病。
性腺	調節荷爾蒙，增進性功能，預防婦女經期症候群及經期不順，男性攝護腺腫大或攝護腺癌。

★人體之內分泌腺體

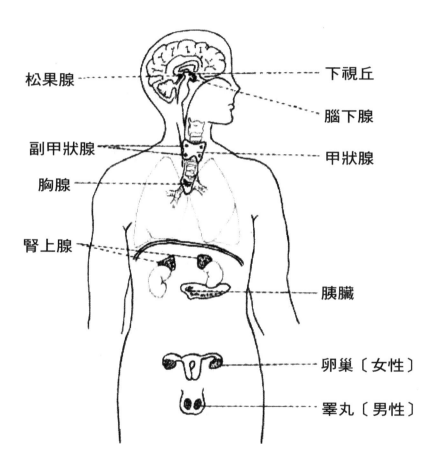

松果腺 -------- 下視丘

腦下腺

副甲狀腺 甲狀腺

胸腺 -----

腎上腺 ------

胰臟

卵巢〔女性〕

睪丸〔男性〕

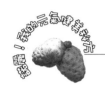

≫賽洛寧與蛋白質的活化功能

賽洛寧的存在與形成

　　賽洛寧是一種極具活性的生物鹼，它是一種球狀蛋白質，當身體需要它時，就會自動滲出此種小型分子，並可迅速發揮其功能。賽洛寧可以適當地鑲嵌在長串的蛋白質上，改變蛋白質的結構和其強韌度，使蛋白質發揮正常功能，因而啟動一系列有益生物體細胞的活動，活化細胞，賦予生命力。

＊賽洛寧的發現

　　諾麗果中最重要也最特殊的成份就是賽洛寧原（proxeronine）和賽洛寧酶（賽洛寧轉化酶）（proxeronase）以及少量的賽洛寧（xeronine）。賽洛寧原是形成賽洛寧的先驅物，它與賽洛寧酶進入人體後，很快地在腸道形成賽洛寧而為人體吸收或利用。賽洛寧在人體的生化反應中佔有極為重要的作用。因為這種生化反應能幫助人體自身達到癒合的功能，使受損的細胞恢復它正常功能，也就是將病變細胞修復正常。獲有賽洛寧專利命名的科學家羅夫・海尼克博士（Ralph Heinicke, PhD）在夏威夷的道爾（Dole）公司研究蛋白酵素有幾十年的經驗。最初他僅致力於有關酵素的活動情形，後來

發現了一種極不尋常而且頗具藥用價值的鳳梨蛋白酶（鳳梨酵素）（bromelain），這種酵素與其他的酵素不同，並且不能在一般自然界找到，因此海尼克博士認為此種鳳梨蛋白酶一定含有某種未知的其他活性成份。

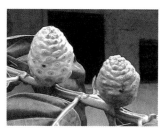

海尼克博士發現諾麗果中含有賽洛寧原比鳳梨要高出25倍。

海尼克博士為了要尋找這種奇特的活性元素，在費時多年的研究中，終於發現鳳梨和鳳梨莖中有一種特殊的營養成份，並將它命名為賽洛寧原，為了提取更多的賽洛寧原，海尼克博士發現在諾麗果中含有的賽洛寧原比他原先研究的鳳梨要高出二十五倍，因此海尼克博士就開始致力於研究諾麗果中的賽洛寧的生化研究。同時有美國、德國和瑞士等各大藥廠發現鳳梨蛋白酶能夠治療多種疾病，而且非常有效和安全。因此在醫藥界非常重視這種天然的食品補充劑。他們一致確認鳳梨蛋白酶能對許多疾病有幫助，雖然他們並不了解這種特殊成份物質的化學特性和它在人體內的生化作用。在海尼克博士的報告中曾經指出，早在西元一九五七年就有許多藥廠致力於鳳梨蛋白酶的研究與製造，並且發現純鳳梨蛋白酶可以消退腫瘤及治療肺氣腫，但是經過精製提純後的純鳳梨蛋白酶幾乎沒有任何功效，顯然在提純過程中除去了某種鳳梨蛋白酶的藥用活性物質。而這種活性物質就是賽洛寧原，這種賽洛寧原和諾麗果中所含

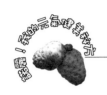

有的大量賽洛寧原是同一種物質，只可惜當時醫藥界基於經費與成本的考量，未能繼續研究。

在研究過程中海尼克博士斷定賽洛寧和賽洛寧原是一種親脂性物質，它可以溶於脂肪類的溶劑中。在西元一九七四年間，他曾經將分離出來的晶體送至實驗室分析，但是這種分子結晶跟一般的有機分子不同，因此有關賽洛寧原和賽洛寧的正式分子結構尚未完全測定出來。直到西元一九七七年，海尼克博士首次在日本分離出純粹的賽洛寧。在他從鳳梨蛋白酶做分段提純時，他發現其中一個片斷顯示出很強的生理活性，經過再次的淨化，他終於將這個粹取物放到一個瓶子中，這個瓶子看上去像是空的，但是有一股很獨特的煙鹼味，經過測試結果，這種物質同樣具有強力的保健作用。海尼克博士經過多年的研究，終於從25噸的鳳梨莖中分離出了50毫克美麗的透明晶狀賽洛寧。這種純淨的賽洛寧結晶，性質頗不穩定，在短短的數天內結晶由無色轉為銀灰色，然後再變成黑色而喪失它的生理效果。為了繼續研究賽洛寧，海尼克博士找到諾麗果，並發現諾麗果除了含有豐富的賽洛寧原和合成賽洛寧必需的酵素——賽洛寧轉化酶之外，諾麗果並含有多種蒽醌類（anthraguinones）、萜烯類（terpenes）、固醇類（sterols）、配糖體（glycosides）、脂肪酸（acids）等生理性極強的有機質，因此他除了繼續研究賽洛寧系統外，並對諾麗果的保健特殊功能更積極的研究探討，相信不久諾麗

果在科學上的功效，會有更多的研究資訊。

＊賽洛寧的研究實驗

有關賽洛寧最具戲劇性和權威性的實驗，應該是海尼克博士以含有劇毒的河豚（puffer fish）餵食老鼠的實驗。河豚毒素已為大家公認的神經性毒素，毒理學家們認為河豚所含的毒性物質與人體或其他動物體自身的調節接收器相似，因而使人體或其他動物中毒。海尼克博士則依此推論而假設這種有毒物質阻止了人體自身的生物鹼去啟動受體。如果這個假設成立，則當河豚毒素與諾麗果中的生物鹼賽洛寧結合後就喪失其毒性。正如海尼克博士所料，餵食河豚毒素的老鼠在一分鐘之內有100%全都死於典型的神經中毒。相反的，餵食河豚毒素和諾麗混合的老鼠100%全部存活，並且完全正常而活躍。

海尼克博士實驗顯示餵食河豚毒素的老鼠在一分鐘之內有100%全都死於典型的神經中毒。

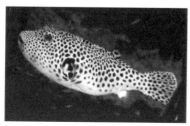 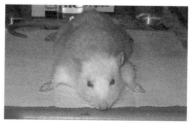

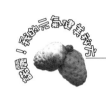

　　為了證實諾麗果中的賽洛寧原和賽洛寧轉化酶是合成賽洛寧的關鍵物質，海尼克博士又以老鼠的肌肉的伸張力做了頗有趣味性的實驗。在西元一九七三年，海尼克博士他比較了賽洛寧和賽洛寧原對胃潰瘍的作用，因為賽洛寧能使胃肌變得強壯和正常。在這個實驗中，他把老鼠的一塊肌肉放在一個張力計上，用來測量肌肉的張力，並且把此種測試樣品放在流動的鹽水中。測試的結果令人震驚。當測試的肌肉接觸到賽洛寧溶液時，肌肉的收縮頻率和強度明顯地增加，但是當只接觸到鹽水時，肌肉收縮情況馬上恢復到原來的狀況。當肌肉只接觸到賽洛寧原溶液時，開始肌肉並沒有什麼變化，但是兩秒鐘後，肌肉的收縮情況就與接觸到賽洛寧溶液時一樣。當再轉換成鹽水時，肌肉又馬上恢復到原來的狀況。這些實驗重複進行了許多次，結果都相同。這個實驗表示出，賽洛寧能提昇肌肉的伸張力，而賽洛寧原先得在肌肉上散開，因為一般生物體內存有部份的賽洛寧轉化酶，因此賽洛寧原轉變成為賽洛寧。因為有效的成份是賽洛寧，當賽洛寧被鹽水沖洗後，它的效用就立刻地停止了。

　　經過了實驗和多年的研究，海尼克博士認為，在諾麗果的成份中，以賽洛寧原為最重要的成份，它能幫助人體癒合。諾麗能為人體提供大量的賽洛寧原和賽洛寧轉化酶，然後在人體內合成賽洛寧，來治癒各種病變細胞。

賽洛寧原和賽洛寧轉化在腸道內合成賽洛寧後，經腸壁吸收運送至身體各部細胞，進行體內各種生化反應，或直接儲存於肝臟，等需要時再滲出。

　　海尼克博士發現，當人體受到傷害、病痛、精神壓力、工作疲勞、緊張、驚嚇時，對賽洛寧的需要量會增強，反之，當在愉快、安靜、睡眠、音樂及藝術陶冶下，人體本身就會製造賽洛寧，而多餘的賽洛寧在體內很容易分解，因此很難測試出它的存在。一般植物可以自行產生所需的賽洛寧，並可以將賽洛寧的先驅物，也就是賽洛寧原儲存起來，而諾麗果中就儲存了大量的這種物質。

★賽洛寧的形成

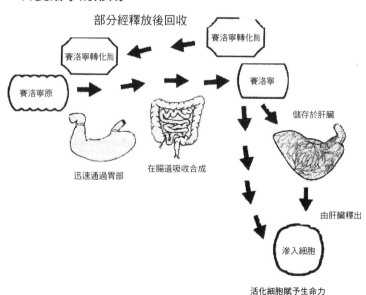

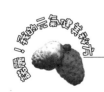
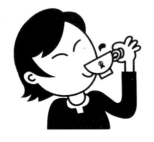 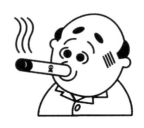 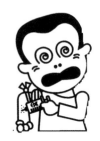

常用含有刺激性和麻醉性的食物、藥物等便會產生依賴性。

＊賽洛寧的活化功能和排毒原理

　　賽洛寧滲入體內細胞組織後，能使水分子排列規則化，體內水流運作流暢。水是生物體中最重要的成分，人體中的水分佔有70～75％的水分，當氫（H）和氧（O）結合健全，則水分子連結緊密，流動順暢，因此養分輸送和廢物排除的功能正常。反之，水分子排列混亂，水流動量受到阻礙，養分不能順利輸送，廢物無法排除體外，因此造成各種身體的不適，甚至產生病痛。賽洛寧使水分子排列緊密而有秩序，水流順暢後，蛋白質結構才能發揮功能，細胞才得以活化，恢復各腺體功能。

　　一般含有刺激性和麻醉性的食物或藥物，例如：煙、酒、咖啡、茶、海洛因、大麻、安眠藥、鎮定劑等，經長期食用後，多半會產生習慣性和抗藥性，因此服用量需要逐漸增加，並產生依賴

性。此類食物或藥物經過人體吸收後，附著於體內細胞的蛋白質接受器上，如果長期服用，能使接受器變形而強迫適應並接受此類刺激物，而變形的蛋白質長期在體內，造成身體各種的不適甚而產生病痛。賽洛寧的結構與上述多種能使人體產生依賴性的食物或藥品有許多類似之處，因此賽洛寧經細胞吸收後，能依附在被強迫變形的蛋白質接受器上，使得刺激物不能也無處依附在變形的接受器上，因此經過一段恢復期，變形的蛋白質逐漸因為有賽洛寧附著的保護，不再受到麻醉劑或刺激物的侵害，受傷的變形蛋白質接受器得以修復，因此自然地解除了對藥物的依賴性。

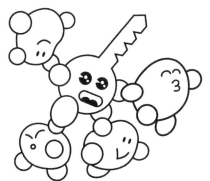

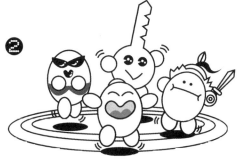

賽洛寧形成後能跟體內多種需要它的蛋白質相連接而產生功效。各種蛋白質都有一個特殊的接觸點，有如鑰匙孔般與賽洛寧相結合而啟動。

並不是所有的蛋白質都需要賽洛寧才能產生功能。但是有些主要的蛋白質，例如賀爾蒙、酵素和抗體，多半都需要賽洛寧才能產生功效。

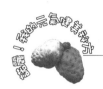

❸

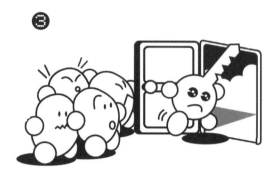

如果沒有賽洛寧，許多種類的蛋白質就不能發揮其功能。

❹

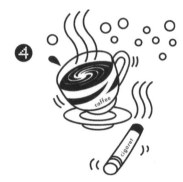

雖然生物鹼在植物體內並不活躍，但是經過沖泡成咖啡，或是點燃成香煙，而進入體內後，這類大量的生物鹼就會在體內活躍起來。

❺

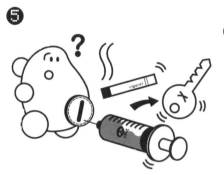

這些生物鹼和賽洛寧的結構非常相似，它們也可以附著在蛋白質的接受器上，有如鑰匙一樣，開啟蛋白質的活動力，因此身體內的蛋白質在被愚弄下，啟開不正常的活動。

❻

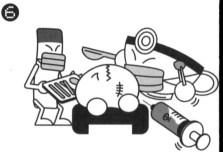

如果經常施打毒品、吸煙或是飲用大量的咖啡，體內的蛋白質就會改變其接受器的形狀以適應此類的生物鹼，並成了依賴性而上癮。

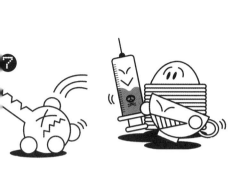

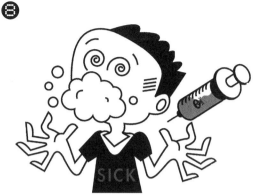

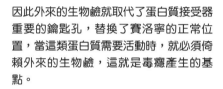

因此外來的生物鹼就取代了蛋白質接受器重要的鑰匙孔，替換了賽洛寧的正常位置，當這類蛋白質需要活動時，就必須倚賴外來的生物鹼，這就是毒癮產生的基點。

身體吸入了海洛因、尼古丁等的生物鹼時，大量的賽洛寧依賴性蛋白質改變成為海洛因或尼古丁依賴性蛋白質，這種改變的蛋白質，則需要海洛因或尼古丁等毒品才能起作用，這就是為什麼毒癮發作時難受的原因。

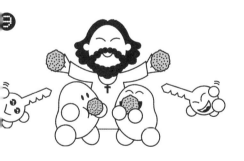

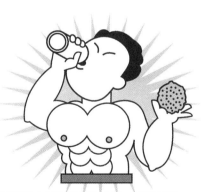

經常飲用賽洛寧原豐富的諾麗果汁，體內受到賽洛寧原轉化成為賽洛寧的沖洗，讓遭到毒化的蛋白質接受器重新接受賽洛寧的開啟，因而解除掉毒癮的發作和需求。

為了要獲得充份的賽洛寧含量，以確保蛋白質的正常功能，我們需要經常服用諾麗來補充所需的賽洛寧。如此才能克服體內賽洛寧的不足，維持健康的身體和快樂的心情。

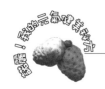

▶▶沒有賽洛寧就沒有生命

賽洛寧能起動蛋白質的功能

＊蛋白質是細胞的基本有機化合物

　　賽洛寧的發現者，海尼克博士就有關賽洛寧與蛋白質（protein）之間的微妙關係，做了詳細的解說。賽洛寧可以適當地鑲嵌在由長串氨基酸（amino acid）所組成的蛋白質上，並能改變或加強蛋白質的結構和其強韌度，使蛋白質發揮正常功能。某些蛋白質需要經過賽洛寧的「活化」才能啟動它的作用。

　　當我們了解了賽洛寧能啟動蛋白質的功能時，我們首先更必須知道蛋白質對人體或是其他動物的重要性。蛋白質在兩世紀前由希臘字演變而來，其意思為「第一重要」。蛋白質是生活組織中最重要的物質。由其定義而論，它是一種含氮化合物，水解後產生氨基酸，蛋白質是所有生活細胞的基本組織成物，它也是身體中最必須的有機化合。蛋白質是所有生活細胞的基本構造成員，同時也是各種荷爾蒙、酵素以及各腺體分泌物不可取代的物質。人體有百分之十八是蛋白質，所有蛋白質的分子都很大而且非常複雜，並且每一種蛋白質都有它自己的生理特性。雖然蛋白質構造複雜，但是它能在某些情況下經由與酸或鹼作用後而被水解成其組成成分氨基酸。

諾麗果中含有相當成份的氨基酸，因此諾麗果不但有賽洛寧來活化蛋白質，同時也能提供部份組成蛋白質的原料。

＊蛋白質的主要功能

　　從飲食中獲取的蛋白質經過消化分解後提供各類的氨基酸，然後再行組成身體所需的蛋白質或者更進一步形成為碳水化合物或是脂肪。蛋白質最主要的功能是提供必要的氨基酸來做為構成新組織的建造材料，這就是懷孕婦女、嬰孩、成長中的兒童、疾病復原中的病患對蛋白質需要量增加的原因。因為蛋白質是構成毛髮、皮膚、和骨髓的主要原料；蛋白質並能協助運送化學物質和養分，例如血紅素運送氧與二氧化碳，血漿蛋白能協助各種體液之間維持正常的滲透關係；荷爾蒙主要由蛋白質構成，它能協調身體各部的細胞機能；在抵抗疾病方面蛋白質的作用非常大，對於某種特定疾病的抗體，可以在一些血漿的球蛋白中發現到，特別是在血漿中之被稱為伽傌球蛋白（gamma globulin）的部份，可以抵抗進入體內的異物，使病毒、細菌等不能生存；蛋白質是形成酵素的主要材料，以促進身體內各種生化作用的進行；蛋白質為熱與能的來源之一，每一公克的蛋白質提供給四大卡路里的熱量，跟碳水化合物一樣，但要比碳水化合物較為昂貴。蛋白質的各項功能在許多情況下，必須要依靠賽洛寧來啟動其性能，沒有賽洛寧的「活化」就不能完成

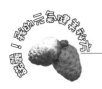

★蛋白質的主要功能

1 毛髮、皮膚和骨骼的原料

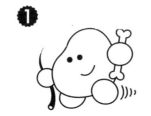

2 透過細胞膜運送化學物質和養份，維持正常的滲透功能

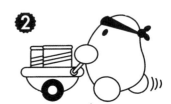

3 產生荷爾蒙，協調身體各部細胞的機能

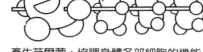

4 形成抗體抵抗進入體內的異物，使病毒、細菌等不能生存

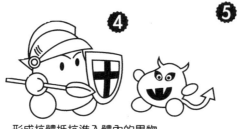

5 形成酵素，促進身體內各種生化作用的進行

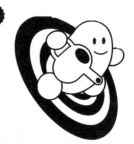

6 提供熱能，增強體力

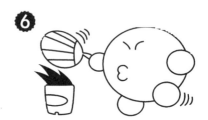

使命,因此海尼克博士曾說「沒有賽洛寧就沒有生命」。

＊賽洛寧能啟動蛋白質的功能

　　人體隨時需要賽洛寧來活化蛋白質,尤其當身體處於特殊狀況下,例如疾病、排毒、疲倦、受傷、緊張、驚嚇、壓力等狀況下,賽洛寧的需要量就更大,但是賽洛寧的生態並不穩定,它由肝臟釋出,進入細胞組織,很快地被利用後又快速分解。因此很難在動物體內測量出賽洛寧,更不能從家禽、家畜,或海產魚、蝦、蛤類中獲得。

　　雖然人體睡眠時,也會自行產生賽洛寧原,如果睡眠不足,也會引起賽洛寧缺乏,嬰兒與孩童因睡眠充足,賽洛寧原充分,但隨年齡逐增,睡眠遞減,因而造成賽洛寧的來源不足,只得依靠植物中的賽洛寧或賽洛寧原。蔬菜和水果是人體獲得賽洛寧的主要來源,但是由於土地過度使用,農藥、殺蟲劑、化肥的污染,破壞了植物界賽洛寧原的產量,因此,諾麗果豐碩的賽洛寧原和賽洛寧轉化成為人類攝取的重要資源,也讓諾麗在人體保健與預防醫學上佔了極重要的地位。

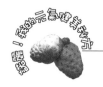

★人體賽洛寧缺乏的原因

❶

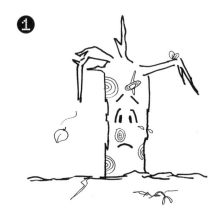

土地過度使用，礦物質缺乏，化肥、農藥及殺蟲劑污染，導致植物養分缺乏。

❷

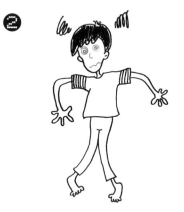

各人本身對食物的偏食性，導致營養不良。

❸

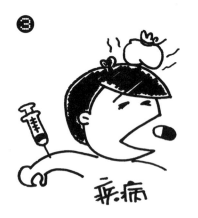

疾病及傷害。

❹

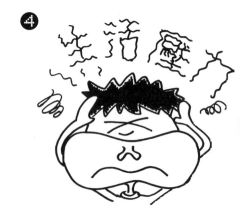

壓力、緊張、悲傷、驚嚇。

❺
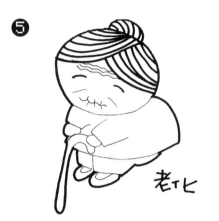

老化。

❻
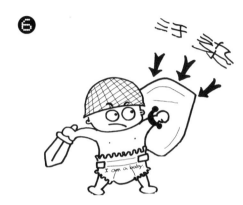

環境、空氣、輻射、臭氧、噪音的污染。

❼

睡眠不足,無法自製賽洛寧原。

❽
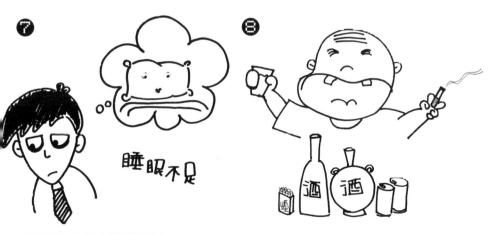

慣用煙、酒、麻醉劑、安眠藥物。

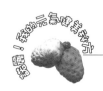

★賽洛寧與人體的生理關係

賽洛寧在人體需求量增加的原因	1.身體不適，病痛時，蛋白質需要量大時。 2.病後身體復元期。 3.身體活動量增加，生活方式改變。 4.睡眠減少。 5.飲食不正常。 6.老化。 7.精神壓力。 8.濫用藥物和刺激品。
賽洛寧在人體的生理作用	1.在蛋白質中具特殊地位。 2.調節蛋白質形狀，活化其功能。 3.聚集水分子傳送養分進入細胞內。 4.聚集水分子運送廢物，使其得以排除體外。 5.活化免疫系統。 6.活化松果體及其他各腺體並協助產生荷爾蒙。 7.協助活化酵素，強化生化反應機能。
賽洛寧不足時造成的傷害	1.細胞無法獲得所需的養分，造成營養不良。 2.廢物無法順利排除體外，造成身體不適。 3.身體機能運作不正常。 4.免疫系統故障。 5.身體不適，病痛產生。 6.身體老化。

諾麗在人體內能產生氧化氮效應

最新的實驗發現，諾麗的各種已知和未知的成份經體內吸收後，能產生出一氧化氮（nitric oxide; NO）的效應。這項令人興奮的發現，更提升了諾麗在保健預防及抗衰老領域上的地位。

西元一九九八年的諾貝爾生理學及醫學獎（Nobel Prize in Physiology and Medicine）的三位共同得主佛瑞達・穆雷德（Ferid Murad, Md, PhD）、勞勃・佛區考（Robert Furchgott, Ph.D.）和路易斯・依格那羅（Louis Ignarro, PhD）就因發現一氧化氮的反應途徑及證明一氧化氮有作用於平滑肌細胞，並能促進血管和組織舒張而得獎。

歷年來一般環保研究的領域都著重於一氧化氮對生物的不良影響，因為一氧化氮和氧化硫是工業污染所造成的廢氣，並存在於酸雨和二手煙內。但是自一九八〇年末期，生物醫學發現到一氧化氮分子對生物的重要性，因而在短短數年間就有上千的相關論文相繼發表。美國頗具權威的科學（Science）雜誌於一九九二年命名一氧化氮為「年度風雲分子」（Molecule of The Year）。經過多年的研究，終於發現一氧化氮能夠抑制血小板的凝結以及對血管的附著性。一氧化氮能擴張血管內的平滑肌和腸胃內的不隨意肌用以管控各項生理機能。一氧化氮並且具有免疫方面的功能，人體內的免疫

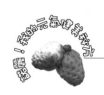

T細胞和B細胞都能夠生成一氧化氮分子以阻止細菌、病毒和異物的入侵。但是一氧化氮並不一定要由免疫有關的細胞組織來生成，它可以由體內任何獨立運作的器官內生成，並且以水溶性的方式直接參於細胞組織間的運用。

諾麗中所含的那些成分能夠創造出體內一氧化氮效應，目前並沒有科學研究，但是食用諾麗後細胞組織能產生出一氧化氮效應的結果，則得到實驗的確認。諾麗能對血液循環、腦、肺臟、肝臟、胃、腸、皮膚、毛髮等各器官組織產生特有的功效，實為諾麗的總體表現，是各種元素互相配合的成果。

⟫諾麗和一氧化氮的關聯性

一氧化氮與塞洛寧之間能夠促進彼此之間互動性並產生協同的效應

海尼克博士（Ralph Heinicke, Ph.D）當他研究有關賽洛寧的生理過程中發覺到賽洛寧和一氧化氮在生物體中的關聯性，他認為一氧化氮能啟動生物體釋放出賽洛寧，並且一氧化氮與塞洛寧之間能夠促進彼此之間互動性並產生協同的效應。

一氧化氮的產生

一氧化氮是一種無色無味的氣體，對心血管和循環系統、神經系統、免疫系統、呼吸系統、消化系統和生殖系統等都有關聯性。因為一氧化氮（NO）含有一個未配對電子的自由基，並且十分活躍不安定，其生命週期很短，半衰期約3-5秒，只活約十秒就會氧化成亞硝酸鹽（nitrite, No^{-2}）和硝酸鹽（nitrate, No^{-3}）。一氧化氮常和令人開懷大笑又帶有點香甜氣味的一氧化二氮（nitrous oxide, N_2O），也就是用來當作麻醉劑的氣體，俗稱為笑氣所混淆。

雖然微生物可以由亞硝酸鹽還原或由氨氧化製造一氧化氮；但是哺乳動物過程則較為複雜，要由L-精胺酸（L-arginine）在一氧化

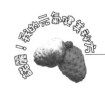

氮合成酶（NOS）的催化下，經過一中間產物才能轉換成L-西瓜胺酸（L-citrulline）和一氧化氮（NO）。

一氧化氮的作用機制

　　一氧化氮傳導信息的功能和作用機制隨其製造出來的部位而不同。其主要功能有三種：（1）在神經突觸則是當作神經傳導因子，和腦部學習及記憶有關。（2）在血管內皮能使血管的平滑肌細胞放鬆而擴張血管，因而可以降低血壓。（3）在巨噬細胞則可以損壞腫瘤細胞而將其殺死或停止其繁殖。

一氧化氮是鐮刀狀細胞病的最新突破療法

　　鐮刀狀細胞病（sickle cell disease）是一種遺傳性血紅素基因異常，其特徵為病人有鐮刀狀紅血球，其主要症狀包括嚴重血紅素貧血、經常血管阻塞、器官損壞等。

　　美國鐮刀狀紅血球病罹患率，約每十萬人有八人罹患；其中又以非洲裔美國人的罹患率最高，約每四百人有一人罹患。

　　血紅素負責運送肺部的氧到全身的組織和器官，當鐮刀狀細胞患者的血紅素去氧後，便聚合成黏稠膠狀的多束螺旋狀聚合物，而使紅血球由正常有彈性的圓盤狀變成長硬沒彈性的鐮刀狀。這些鐮刀狀紅血球會卡在微小的血管，而暫時或永久的阻塞血液流通並阻

礙氧輸送至周圍組織，造成急性或慢性的器官損壞，導致疼痛、病變或死亡。

鐮刀狀細胞病目前並無有效的治療方法。減少鐮刀狀細胞病患者的紅血球成鐮刀狀的策略之一就是增加血紅素和氧的親和力，以減少血紅素去氧形成聚合物。

一氧化氮可以增加鐮刀狀細胞病患者的血紅素和氧的親和力，而對正常人則不會受到影響。

一氧化氮在醫學臨床的功能

人體血管共長十萬哩，從此可以被輸通。

相信嗎？這真令人難以置信！一般人的血管總長約有100,000哩長。一氧化氮對於心血管醫藥而言，是一個革命性的重大發現，一氧化氮能在內皮細胞裡面產生。一氧化氮是一種訊號分子，幫助體內促進血液循環流通，因此一氧化氮對人體能具有直接幫助，其主要的功能簡述如下：

1.放鬆血管平滑肌

一氧化氮分子由血管內皮細胞轉入平滑肌細胞，使細胞收縮因子肌漿球蛋白（myosin）與肌動蛋白（actin）分離，因此，平滑肌細胞得以放鬆，使血管擴張、血管放鬆、柔軟、保持彈性。一氧化氮放鬆血管，有利於預防血垢油脂沈澱在血管內壁上，造成動脈硬

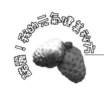

化或阻塞、高血壓、中風、心絞痛等疾病，並能抑制一些血管細胞的異常生長。

2.保護心臟功能

一氧化氮能增進血流量、擴張血管、增加氧氣供應、預防血栓形成、故能保護心臟的功能、預防血管損傷、冠狀動脈疾病、狹心症、心肌梗塞等。傳統的心臟病的處方藥硝酸甘油的療效，就是它能釋放出一氧化氮的效果，一氧化氮能幫助調整脈衝電傳導規律，使心跳頻率正常。

一氧化氮能降低膽固醇和防止LDL（低膽固醇）氧化，保持並維護心臟冠狀動脈的暢開。預防動脈粥樣硬化症。並能防止過多的凝血塊阻塞造成心臟病和中風。

3.平衡血壓、增進血流量

一氧化氮能擴張血管、降低血壓、增進血流、預防血栓形成、降低膽固醇，在血管內皮使血管的平滑肌細胞放鬆而擴張血管，使血管柔軟具彈性，防止血小板和白血球黏著於血管壁上。

4.消炎功能

一氧化氮能緩解因肌腱關節的發炎與疼痛，協助消炎緩解、修復損傷的細胞組織。嗎啡的療效之一就是產生一氧化氮。但是一氧化氮本身不會導致習慣性和依賴性，但它卻是藥物作用的有效部份。

5.調節胰島素分泌

一氧化氮能促進血液流動，攜帶養份，促進組織細胞生長，調節胰島素分泌，預防或減輕因為血糖過高的糖尿病。

6.增進骨骼肌功能

一氧化氮能擴張血管，輸送氧及養份，促使運動員或舉重者能快速增長肌肉、增強力量、增加持久性並能使全身肌肉恢復疲勞。減緩肌腱關節疼痛。

7.保護皮膚功能

一氧化氮能促進組織再生、上皮組織癒合、改善皮膚黏膜的損傷、降低搔癢過敏症、癒合靡爛與潰瘍的傷口。並能預防痔瘡及幫助其癒合。

8.強化肺功能

一氧化氮能擴張血管，並能修復細胞膜，使肺部細胞含氧量，並且提供肺細胞所需的養份，預防肺氣種。

9.增強免疫系統

人體受感染時，免疫細胞大量產生一氧化氮，殺死細菌、濾過性毒素、寄生蟲等感染原。一氧化氮並參與骨髓製造血液細胞，增加生產殺手細胞，以消滅外侵的細菌和病毒。

10.抑制腫瘤生長

一氧化氮阻止腫瘤的生長，並增強免疫性、巨噬細胞可以破壞

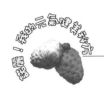

腫瘤細胞而將其殺死或停止繁殖。縮小和消滅癌症腫瘤。

11.強化性功能

　　一氧化氮對於男女生殖器具有刺激、復原、增強其生理反應的特殊功能。神奇的威而剛即是以創造增強一氧化氮效果為其療效。適量的一氧化氮能增進性高潮與增長性刺激的持久性。一氧化氮能提高血液流量至男性生殖器，使之勃起，並且亦能使女性陰蒂充血而容易達到快感，以減低性冷感的發生。

12.調節大腦及神經系統

　　一氧化氮能幫助腦部血液流通，以增進長期記憶力。它又能作為神經傳導因子，傳遞神經細胞間的信息，促進神經細胞之間的溝通、增進腦部的學習力和記憶力。

★一氧化氮在醫學臨床的功能

功　能	預防或改善項目
調節大腦及神經系統	提昇記憶、幫助睡眠、預防老人癡呆症。
增進骨骼肌肉功能	增強力量、消除疲勞、減少肌腱疼痛。
調節胰島素分泌	預防血糖過高。
抑制腫瘤生長	增加巨噬細胞以阻止腫瘤生長，並縮小腫瘤。
強化性功能	增進性高潮、增長性刺激的持久。
消炎功能	緩解發炎、減少疼痛、修復損傷的細胞組織。
放鬆血管平滑肌	預防動脈硬化、中風、高血壓、心絞痛。
強化肺功能	提供充足氧含量，預防肺氣腫。
保護心臟、穩定心跳頻率	預防血管損傷、狹心症、心肌梗塞。
平衡血壓、增進血流	預防血栓、降低膽固醇。
增強免疫系統	促進骨髓產生血液細胞，增加殺手細胞產量。
保護皮膚	改善搔癢過敏症、幫助皮膚的再生能力。

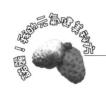

>> 諾麗中含有多種維生素

　　維生素是維持生命必要的物質，它使身體機能運作正常。維生素是構成酵素的重要物質，維生素有就如火星塞的點火裝置，它會調整身體的狀況，來促進身體的代謝作用，使人體能正常活動。雖然維生素的需要量非常低，但是人體如果欠缺任何一種維生素的話，就可能會導致健康陷入危險狀態。

　　維生素存在於自然食物之中，我們需要從食物中攝取所需的維生素。除了極少數例外，維生素是不能在人體內自行生產、合成的。雖然，人體可以自行合成某些種類的維生素，但是絕大多數的維生素都必須攝取自日常的食物。也就是說，雖然人體可以自行合成某些種類的維生素，但是絕大多數的維生素都必須攝取自日常的食物。

茲將已分析出有關諾麗果中所含的重要維生素簡述如下：

維生素A（Vitamin A）又稱之為眼睛的維生素

　　維生素A可以維持正常的視覺、預防夜盲症。保護表皮、黏膜正常，使細菌不易侵害促使上皮組織正常，及促進牙齒、骨骼正常生長。保護表皮、黏膜，使細菌不易傷害。

維生素E（Vitamin E）（Tocopherol）

　　為防止老化、抗癌、預防動脈硬化的維生素。它主要功能為控制細胞氧化，是優良的抗氧化劑，維持動物生殖機能，防止溶血性貧血。維生素E可以保護維他命A不受氧化破壞，並加強其作用。維生素E又可以防止血液中的過氧化脂質增多，防止血小版過度凝集的作用，能能夠預防動脈血栓硬塊的形成，因為維他命E是一種強力的抗氧化劑，可以避免LDL膽固醇被氧化，降低罹患心臟疾病、冠狀動脈疾病的發生率。

Beta-胡蘿蔔素（Beta-carotene）維生素A的前驅物

　　beta-胡蘿蔔素是常見的抗氧化劑，普遍存在於各種天然的蔬果中，而它會在體內轉變成維生素A，Beta-胡蘿蔔素可能是預防攝護腺癌的方法之一。

　　beta-胡蘿蔔素並且可以防止低密度膽固醇LDL被氧化而發生栓塞性的血管疾病，能預防心血管疾病的發生率。

維生素B1（Thiamine），亦稱神經炎素、制神經素、抗神經炎維生素

　　維生素B1又名硫胺（thiamine），以其分子中含有硫及氨而名之。 維生素B1是一種水溶性維地命，服用過量會被人體排泄掉，

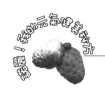

它無法在身內儲存而必須每天補充。維生素B1主要功能是保持神經系統的正常功能。維生素B1有抵抗多發性神經炎的功能，它具有利尿的功能，並能預防及治療腳氣病、神經炎、幫助消化、增加食慾，促進發育。維生素B1亦能改進心理狀態，使心情好轉，並且能促進神經系統、肌肉、及心臟保持正常功能，減輕暈車暈船的現象，減輕牙科手術後的疼痛。維生素B1負責葡萄糖代謝作用，沒有維生素B1，身體所產生的能量會大大的減低。維生素B1能降低乳酸於肌肉中的累積量，以避免肌肉無力、全身倦怠、疲勞。維生素B1亦能維持正常睪丸組織的健全。當一個人在生病、遭受壓力、變故或手術時，則需要更多的維生素B1來維護健康。

維生素B2又稱核黃素（riboflavin）

維生素B2是參與電子傳遞鏈的重要成分，故與能量產生有很大的關係並且有助於脂肪、醣類、蛋白質的代謝作用。維生素B2又能輔助細胞的氧化還原作用。維生素B2主要能防治眼血管充血，維持視力正常和預防嘴角裂痛以及預防罹患貧血。

維生素B6（Pyridoxine）

維生素B6是一種共同酵素（coenzyme），在細胞中參與多種蛋白質和氨基酸的代謝功能。強化神經系統及改善皮膚的不正常現

象。醫生在治療孕婦的嘔吐病症時，其處方大都含有維生素B6以減輕嘔吐的現象。維生素B6能減輕夜間的肌肉痙攣、及腿部肌肉抽筋、防止手部的麻木，並且是一種天然的利尿劑。維生素B6也是人體製造抗體和紅血球的必要物質。它與成長的過程有相當關係。維生素B6並能當作精神安定劑，以避免精神過敏、易受刺激等現象。

維生素B12（Cobalamin） 又稱為紅色的維生素（red vitamin）

維生素B12是所有維生素分子中最為複雜的維生素，它可以稱為抗惡性貧血因子，具有造血功能。它能促進紅血球的形成和再生，以防止貧血。可以促進成長，增進食慾，能使脂肪、碳水化合物、蛋白質，適切地被身體利用。維生素B12又能維護胃腸道及骨骼之特定功能，並且能夠維持神經系統的健康，使注意力集中、增強記憶力。

維生素C （ascorbic acid）又稱抗壞血病維生素

維生素C具有氧化還原能力，能夠參與體內的氧化還原反應。維生素C具有清除身體氧化後所產生的自由基的功能，可促進合成膠原蛋白（Collagen）以維持結締組織之正常。維生素C能增進傷

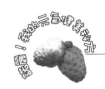

口癒合力，協助骨齒成長預防牙齦出血，預防壞血病，此外，維生素C能幫助人體內鐵質的吸收，預防貧血。

葉酸（Folic acid）（造血維生素，維生素B9）

葉酸缺乏症是一種相當常見的營養缺乏症。減肥、腸胃疾患、癌症患都容易缺乏葉酸。另外口服避孕藥、酒精、降膽固醇藥、抗癲癇藥、磺胺類藥物會阻礙人體對葉酸的吸收。葉酸和維生素B12均為造血系統中的重要物質，為紅血球在骨髓中之合成之必須元素，葉酸也參與蛋白質的代謝合成作用；葉酸是人體在分解醣類和胺基酸時的必需物質，還可以保養皮膚，增進食慾，具有鎮痛劑的效果。對孕婦及哺乳的母親，能幫助乳汁分泌。

菸鹼酸（Niacin，Nicotinic Acid，Niacinamide，維生素B3）

菸鹼酸在生理上能傳遞搬運電子，使末稍血管舒張以維持健康的神經系統和正常的腦機能，減少週期性的偏頭痛，促進血液循環和減低高血壓、維護皮膚的健康，防止口臭，減少膽固醇的增長。還可促進消化系統的健康，減少腸胃失調造成的疾病，減輕下痢現象。菸鹼酸能影響人的個性，它可以使腦筋機靈，使個性較易為親近，人體若缺乏菸鹼酸，可能會使性格轉壞。

生物素（Biotin，Coenzyme R，維生素H）

生物素是維生素B群之一，可以由腸內菌合成。在脂肪和蛋白質的正常代謝作用上，是不可缺少的物質；也是合成維生素C和脂肪酸的必要元素。生物素和維生素A、B2、B3、B6有相輔作用，可以保持皮膚健康，防止白髮，緩和肌肉的痛楚，減輕溼疹、皮膚炎的症狀。它也是長期依靠靜脈營養的病人之補充劑。

泛酸又稱泛酸鈣（Panthenol）（Pantothenic acid，維生素B5）

維生素B5可以協助細胞生長和正常發育並且能夠維持及控制腎上腺的正常功能，協調人體的神經系統，還可以減輕抗生素造成的毒性反應。

泛酸對於人體內的脂肪及醣類轉換成能量的機能亦非常重要，並能加速傷口的痊癒，建立人體的抗體以防止細菌感染，並能防止疲勞。

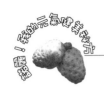
>> 諾麗含有維繫健康的重要礦物質

　　雖然礦物質僅佔人體重量的百分之四到百分之五，但卻是維持生命，構成軀體的重要成分。生命力有賴於礦物質，礦物質對人類健康有絕對的重要性。生物體細胞內的各種礦物質組合均衡，就能免於各類病痛，並能延年益壽。人體缺乏某些礦物質，會造成發育遲緩，免疫機能不足，抗病力低，精神狀態偏差，身體機能減弱，代謝作用異常，身體各部腺體均無法正常運作。

　　礦物質對人體各部的功能包含了各種生化反應過程，而其間的各種過程都與人體的健康有著密切的關係。

　　茲將已分析出有關諾麗果中所含的重要礦物質簡述如下：

鈣（calcium; Ca）──強化骨骼、神經的礦物質

　　鈣在人體內含量比例居所有礦物質之首。此外，對女性而言，鈣可增強排卵機能，與妊娠有密切的關係，同時還可以緩和精神壓力，減少生理期的不適。如果人體每日不能充份彌補所流失的鈣質，以維持和調節生理機能，日後必定導致骨質疏鬆。

鎂（magnesium; Mg）──強化酵素、精力的礦物質

鎂的主要功能除了是構成骨骼與牙齒的主要原料外，更可以說是生命的必要元素。鎂離子也是輔酵素的成分，對核酸DNA的轉錄與RNA的複製和蛋白質的合成非常重要。鎂能調整細胞內的滲透壓和體內的酸鹼均衡和體溫。

鐵（iron; Fe）──製造紅血球、協助氧化還原的礦物質

鐵是人體最常需要補充的微量礦物質。人體的鐵大約有70%儲存於血液中，10%存在於肌肉中，而其餘的則存於肝、骨髓和含鐵的酵素之中。

鐵亦可以形成血紅素和肌紅蛋白，負責輸送氧至體內各細胞與組織中，以便進行食物的氧化代謝作用，並且負責運送代謝後產生的二氧化碳、氫離子及其他廢物排出體外；鐵也是神經傳導的必要元素並且參與體內氧化與還原的代謝功能；鐵與維生素C共同參與膠原蛋白質的合成作用，使皮膚和毛髮有光澤和彈力。

磷（phosphorus; P）──強化骨骼和細胞、增強能量的礦物質

磷在體內與鈣結合成為磷灰石，為構成骨骼和牙齒的主要成分。磷亦是細胞膜的主要成分。有機磷化合物在人體內能促進醣類

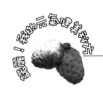

代謝作用，產生熱能。無機磷酸鹽在血液中是重要的緩衝劑，有助於維持體內酸鹼的平衡。

鋅（zinc; Zn）──抗氧化、增強免疫力、增加性功能的礦物質

鋅在胰臟中與胰島素結合，協助血中糖份的分解。科學研究早已證實，一般糖尿病人的胰島腺含鋅量只有正常人的一半。鋅對於人類的生長發育、生殖功能、性腺分泌、男性精子的生成、膠原纖維的生成及傷口癒合等都有直接的功能。此外，鋅在人體內可以協助增強免疫機能。

實驗所知，動物的精子含鋅量高時，運動較活潑，也就是說，鋅可以活化精子的運動。而人體缺乏鋅時，精子的數量也會隨之減少，若在飲食中加入適量的鋅，精子的數量就會增加。鋅可以說是男女都需要的助「性」礦物質。

銅（copper; Cu）──清除自由基、美化肌膚、抗衰老的礦物質

銅的主要生理功能為組成多種氧化酵素，例如血漿銅藍蛋白、賴氨酸氧化酶等。其中銅離子能與超氧化歧化酶（SOD, superoxide dismutase）結合，去除人體細胞內的游離自由基，保護體內細胞與

核酸的完整及維持正常功能，因此銅離子具有抗氧化、抗衰老與抗癌的功能。

鉻（chromium; Cr）──減肥、降血糖的礦物質

鉻是維持人體正常葡萄糖耐量所必需的元素，也是胰島素的輔助因子，可以使胰島素的效能增加。鉻不但可協助蛋白質的運送，而且可以防止高血壓的發生，缺少鉻可能是引起動脈硬化和糖尿病的原因之一。由於鉻可幫助脂肪代謝，因此對於降低體重（減肥）有不錯的效果。

錳（manganese; Mn）──酵素、抗氧化、抗衰老的礦物質

錳是多種酵素的組合成分之一，它能促進胺基酸間的互相轉換，活化肽酶，促進蛋白質在腸內進行水解作用。此外，錳離子能與酵素SOD結合，除去人體細胞內的自由基，因此具有抗氧化及抗衰老的功能。

鉬（molybdenum; Mo）──協助核酸代謝、健全紅血球的礦物質

鉬是多種酵素的輔因子，因而也參與脂肪和醣類的代謝作用，

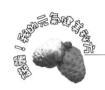

並且能活化鐵質，使紅血球生長健全，預防貧血。

硫（sulfur或sulphur;S）——維護皮膚、毛髮、殺菌解毒的礦物質

硫是維護毛髮、指甲生長的重要元素，其中含硫的角蛋白（keratin）就是頭髮、指甲及皮膚的重要物質。

硫與糖類結合成為黏多糖類（mucopolysaccharide），可以維持關節間韌帶的潤滑性，例如軟骨素硫酸（chondroitin sulfuric acid）可以鞏固軟骨、肌腱和骨骼的基質。硫還能維持腦部氧的平衡，促進腦部機能，並且促進傷口癒合與增強對疾病的免疫功能。此外，含硫物質亦具有殺菌和強精壯陽的功效。

鈉（sodium; Na）——平衡血壓的礦物質

鈉是細胞外液中最主要的陽離子，它能調節體液的滲透壓和保持水份的平衡，維持神經和肌肉的傳導和感應，促進肌肉正常的收縮，並且維持體內的酸鹼平衡。

鉀（potassium; K）——心臟、神經的礦物質

鉀是構成細胞的主要成份，也是細胞內液中最重要的陽離子和鹼性元素，亦是維持細胞內滲透壓動態平衡的主要成份。鉀是蛋白

質合成作用所需的元素，並且能促進細胞內的酵素活動。

硒（selenium; Se）──抗癌、抗氧化、抗衰老的礦物質

硒是酵素系統的輔助因子，與脂肪的代謝功能及細胞的氧化作用頗有關聯。硒在人體內與其他酵素相互輔助，是一種很好的抗氧化劑，硒可以說是排除體內自由基的重要稀有礦物質，它具有抗氧化和抗衰老的功能。

美國著名科學雜誌（Science）曾發表報告指出，有機硒吸收太陽的紫外線，使人體免除紫外線的傷害。硒有制止體內有害金屬汞和鎘等的活動性，也就是說，硒能和有害金屬直接結合，而消除重金屬對人體的危害。硒具有增強精力和性機能的功效，協助性腺荷爾蒙的產生，增加受孕機率。適量的硒與鉻、銅、鉀、鎂、鈣，可減輕心血管疾病。

鍺（germanium; Ge）──抗氧化、除污染的礦物質

鍺近幾年才為當紅的保健食品，且被視為天然的抗癌礦物質，其原因為有機鍺可在動物或人體的細胞或組織中釋放出氧分子，因而提高生物細胞的供氧能力，使僅適應於低氧環境下的癌細胞無法繁延甚至死亡。鍺為良好的重金屬解毒劑。

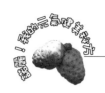
>> 諾麗含有多種酵素

　　諾麗果中含有一種特殊的酵素——塞洛寧酶（塞洛寧轉化酶）（proxeronase），它是促進塞洛寧原（proxeronine）在腸道轉化成為塞洛寧（xeronine）主要物質，沒有塞洛寧酶的活化機能，塞洛寧就無法順利生成，此種活化機能，就是一種觸媒作用，負責協調進行這種作用的就是酵素。也就是說，酵素是一種可以調節體內化學作用的蛋白質。

　　酵素這個名詞，開始於西元一八七八年，其意義為「酵母中之物」。現在科學界已發現的酵素超過上千種，每種酵素都具有其特定功能。從內分泌腺的功能到免疫系統的正常運作，在人體所有的代謝過程中，「酶」也就是「酵素」（enzyme）都是不可缺少的一部份。

　　身體各部位的細胞均能產生不同的酵素；不同的酵素群分佈在不同的組織中，產生其獨特的功能。舉例而言，胰臟所分泌的消化酵素包括有脂肪酶、蛋白酶、澱粉酶，對於人體的脂肪、蛋白質以及澱粉的消化過程極為重要。人體內的化學變化，酵素扮演著催化劑的角色，也就是說它可以促進化學變化的速率。此類化學變化可能是修改部份體內組織中的酶解物，使其分裂或是將兩個酶解物結

合。酵素的形狀決定它的活動和形態，酵素只能與其具有互補形式的酶解物結合，當酵素和酶解物結合後，促使酶解物產生化學變化，此時，酶解物雖然產生變化，但酵素本身並未變化，因此又可繼續和另一個酶解物結合，使其再產生化學變化，如此相同的作用重複發生，以維持人體內各組織機能持續而有規律的運作，所以我們幾乎可以認定生命的延續需仰賴酵素作用。

諾麗果中除了含有塞洛寧轉化酶之外，並含有其他多種酵素，它們能增進對食物的消化與吸收功能。一般而論，人體的新陳代謝速度取決于「酶」也就是「酵素」的活動，代謝越快，所需的酵素就越多。酵素也就會被更快地耗盡。當我們在進行激烈活動和體能鍛鍊、生病、遭受驚嚇或是精神壓力太大時，人體內酵素的含量就會上升，此時酵素的消耗量也相繼增加。同時，人體免疫機能與酵素也有密切的關係，酵素的儲備越多，免疫能力就越活躍，使人體免除疫病的困擾。有關酵素的重要足以使我們認識到補充酵素的重要性。平時服用諾麗果汁，可以及時儲備各種酵素，免於寅食卯糧，在身體急需時才不致短缺。

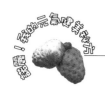
≫ 諾麗含有多種糖份

　　諾麗果中所含的糖份包括有果糖（fructose），D－葡萄糖（glucose），己糖（hexose）、戊糖（pentose）以及鼠李糖（或稱為6－去氧－LI甘露糖）（rhamnose）等單糖。其中在一般水果中最常有的就是果糖和葡萄糖。果糖是一種己酮糖，其分子式為C6H12O5，多以游離形態存在於蜂蜜和甘甜水果之中。果糖可以由蔗糖分解出來，是甜度頗高的酮糖，常用來作靜注射的營養添加劑，亦稱為D－吡喃果糖。D－葡萄糖也是一般水果中常見的單糖，其分子式為$C_6H_{12}O_6$，具有還原性及右旋光性。D－葡萄糖的水合物（$C_6H_{12}O_6, H_2O$），通常稱為右旋糖（dextrose），經常存在於植物的瓜果中和動物的血液中，它是人體碳水化合物中，唯一能進行代謝作用而分解以提供熱能的糖。醫療上常以5%的葡萄糖水溶液，為不能正常攝食物和熱量的病患作為靜脈注射的營養補充劑。己糖和葡萄糖的分子式相同，亦為六碳單糖，自然界中葡萄糖常成為主要的己糖。五碳糖（xylose）是只含有五個碳原子的單糖，其甜度不高常與極甜的鼠李糖在一起，提升水果中的甘味。五碳糖和鼠李糖這些稀有的醣類組成的高分子與人體之同質性低，屬於罕見的外來高分子，所以能大量刺激活化人體的免疫系統。諾麗果中的

各種糖份均易於吸收，提供熱能和養份。

　　諾麗果中亦含有多醣體諸如葡萄比喃糖五乙酸鹽 （6-D-Glucopyranose penta-acetate）能活化巨噬細胞的吞噬功能，具有提高免疫機能，目前科學上已經有許多證實與報導確認多醣體可以抑制腫瘤細胞的生成與轉移，因此能預防癌症的發生率，或減輕已發之腫瘤及癌症的擴散機率。

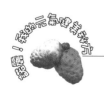

▶▶諾麗中含有多種氨基酸

諾麗中含有許多種人體所需的氨基酸，這些氨基酸就是組成蛋白質的主要元素，也就是說蛋白質是由多種氨基酸的組合物。氨基酸以各種幾何構造與化學結合方式接連，而形成各種特殊的蛋白質。每一種蛋白質因為其氨基酸的組成方式不同而產生各自特定的生理機能。雖然蛋白質結構複雜，但是它能在某些情況下經由與酸或鹼共煮而被水解而成為它們的成份元素——氨基酸。

氨基酸的特點為其分子構造中包含有羧基酸（carboxylic acid）（—COOH）和氨基（amino group）（—NH2），而胺基常附著於羧基酸鄰近的碳原子上。除了胺基和羧基酸外每一種氨基酸的分子中的其他部份各不相同，因而構成不同的氨基酸，這些氨基酸都有某些共同的特性，但也各自保留其特有的特質。

目前至少有二十二至二十四種氨基酸被確定為生理上非常重要的蛋白質的基本元素。氨基酸很容易與酸或鹼結合而形成鹽類或是與醇類結合成酯類。氨基酸除了是蛋白質合成的基本單位外，它更參加某些生理的特殊作用。例如酪胺酸（tyrosine）與苯丙氨酸（phenylalanine）是甲狀腺素（thyroxine）的組合成份。胰臟製造胰島素時需要七種特別的氨基酸。甘氨酸（glycine）能與體內某些有

害身體的毒素結合形成無毒物質而排出體外。此外，氨基酸也可做為能量的來源。

氨基酸中有八種是人體必須由外界食物供給，因為人體不能合成或是合成量有限而至不能應付代謝作用的需要，這些氨基酸為人體維持正常生長所必須。它們是離氨酸（lysine）、色氨酸（tryptophan）、苯丙胺酸（phenylalanine）、白氨酸（leucine）、異白氨酸（isoleucine）、羥丁氨酸（threonine）、（2）－氨基－（4）－甲硫基丁酸（methionine）、纈氨酸（valine），這些就是我們所謂的「必需氨基酸」。組氨酸（histidine）可以在成人體內的組織中或經由腸道的微生物合成。對成年人而言，它非為必需氨基酸，但卻是嬰兒決不可缺的氨基酸。至於精氨酸（arginine）雖然可以由體內的微生物合成，但是它合成的速率是否能充分提供體內代謝所需尚未完全確定。其他的氨基酸可以在體內合成適當的量，以應正常生長，而被稱之為「非必須氨基酸」。

在諾麗果中已經分析出二十四種氨基酸，其中的含量雖然不多，但是在維持生理機能上確能發揮與其他諾麗果中的各種成份相輔相成的功效。例如，諾麗果能促進松果體產生退黑激素，而退黑激素是由食物中的色氨酸所合成的，而色氨酸就是必需氨基酸。將氨基酸分類成「必需」與「非必需」，端看其是否能由該種生物充份合成；如果合成量不足或根本就不能合成而必需由外界補充，我

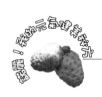

們就稱該種氨基酸為（必需氨基酸）；如果生物體本身合成量足夠，該種氨基酸就不是（必需氨基酸），不同種之生物，其（必需氨基酸）類別並不一樣。營養學上雖然如此分別，但應當只是來源性不同而已，其實都重要，因為所有的氨基酸都可能是某些蛋白質分子中的必須單位，也可能是平衡某些身體功能的主要元素。

★氨基酸種類

必需氨基酸與非必需氨基酸			
必　　　　需	簡略語	非　必　需	簡略語
離氨酸(賴氨酸)(Lysine)	Lys	甘氨酸(Glycine)	Gly
色氨酸(Tryptophan)	Trp	丙氨酸(Alanine)	Ala
組氨酸(Histidine)	His	絲氨酸(Serine)	Ser
苯丙氨酸(Phenylalanine)	Phe	正白氨酸(正亮氨酸) (Norleucine)	NLeu
白氨酸(亮氨酸)(Leucine)	Leu	天(門)冬氨酸(天(門) 冬鹼)(Aspartic Acid)	ASP-NH₂, (Asn)
異白氨酸(異亮氨酸) (Isoleucine)	Ileu	麥氨酸(穀氨酸) (Glutamic Acid)	Glu
羥丁氨酸(蘇氨酸) (Threonine)	Thr	羥膠氨基酸 (麥醯氨)(穀氨醯氨) (Hydroxyglutamic acid) (Glutamine)	Glu-NH2
(2)一氨基，(4)一甲硫 基丁酸(蛋氨酸) （甲硫氨酸） （Methionine）	Met	脯氨酸(Proline)	Pro
		羥脯氨酸 (Hydroxyproline)	HPro
纈氨酸(Valine)	Val	瓜氨酸(Citrulline)	Cit
精氨酸(Arginine)	Arg	胱氨酸(Cystine)	Cys
		半胱氨酸(Cysteine)	Cys-SH
		酪氨酸(Tyrosine)	Tyr
		羥離氨酸(羥賴氨酸) (Hydroxylysine)	HLys
註：諾麗果中已全部分析出含有此表中的所有氨基酸。			

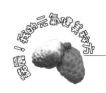

諾麗中已被證實的主要科學成分

除了上述的賽洛寧原和賽洛寧轉化酶之外，諾麗中含有更多已為科學界證實，並且具有保健預防功能的多種成分，諸如：萜烯類化合物（terpene compounds）、桑色素酊（morindone）、橄樹苷（morindin）、＊阿球冰（acubin）、果膠（pectin）、麴黴酸（asperuloside）、二氫氧基蒽菎茜草素（alizarin）、氨茴－P－苯醌（蒽醌）（anthraquinones）、己酸（caproic acid）、辛酸（caprylic acid）、7－羥－6－甲基香豆素（scopoletin）、固醇（sterols）、＊丹拿堪索（damnacanthal）、葡萄糖苷配糖體（glycoside）、微量礦物質（trace minerals）、糖類（sugars）等元素。茲將其主要功能歸納於下表以及附錄（一）。（＊以英文譯音翻譯。）

★諾麗中的主要成份、特性、及功能

名稱	特性	預防保健功能
賽洛寧原 賽洛寧轉化酶	在動物體合成賽洛寧球形成蛋白質活性生物鹼	提高免疫功能。 排除體內毒素。 活化細胞。
萜烯類化合物	碳氫有機化合物，主要為精油、樹脂等芳香物、天然溶劑等	促進細胞再生，含多酚精油抗黴菌、病菌、病毒。 促進新陳代謝，抗癌及腫瘤。 防止老化，鬆緩肌肉緊張，防止青光眼。
桑色素酊 橄樹苷	天然染料，黃、紅色染色劑	抗菌性，預防細菌感染，強化生物體色素，增強視網膜感光度。 強化呼吸系統。
*阿球冰 麴黴酸 二氫氧基蒽菎茜草素 氨茴P－苯醌 固醇	有機化合物 具抗菌性	抗沙門桿菌和其他病毒、細菌。 預防因細菌、病毒引起的疾病。 抗發炎。 防止靜脈曲張。 降低膽固醇。
甾醇	為在類固醇的17位上有8~10個碳原子的脂肪族鏈，具有與脂肪相似的溶解性	溶合脂溶性養份，調和免疫機能，具有消炎止痛的功能。 強化攝護腺，防止夜尿。
果膠	為大分的多糖物質，存在於植物的細胞壁中，為細胞間黏合物質	與酸或糖以適當濃度混合成膠體，有止瀉的功能，調節血糖的吸收，含植物纖維有助大腸排便，預防大腸癌的發生。
己酸 辛酸	短鏈脂肪酸 具有特異的氣味	營養價值高。 防止動脈硬化，降低膽固醇。 協助油溶性維生素吸收。

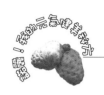
名稱	特性	預防保健功能
7－羥－6－甲基香豆素（莨菪酚）	可與血管收縮素結合，產生褪黑激素的先軀物，並有抗組織胺功能	協助腦神經傳導功能，鬆弛血管，調節血壓，抗菌消炎、消腫，調節體溫，抗過敏，增進性功能。 減輕精神抑鬱、頭痛、氣喘、失眠、記憶力衰退，預防老人癡呆症。
＊譯音丹拿堪索	提高巨噬細胞以及淋巴球的活動力，抑制ras細胞滋生	增強免疫力，預防並消滅癌細胞和腫瘤細胞，預防因免疫失調的各種病痛，消除寄生蟲和病菌。
多種維生素	多量維生素A、C及維生素B群，菸鹼酸、生物素、泛酸、葉酸、β－胡蘿蔔素	最佳抗氧化劑，排除體內污染群，防止老化，保持皮膚細嫩，去面皰、黑斑。 維護視力，幫助消化吸收。
多種礦物質	鈣、鐵、磷、鎂、鋅、銅、鉻、硫、硒、鍺、錳、鉬、鉀、鈉	維持體內酸鹼平衡。抗氧化。抗衰老，增強免疫機能，為骨、齒、毛髮的主要原料，協調代謝機能，合成酵素及荷爾蒙的必要元素。
酵素	含有多種轉化	活化生理機能，增進消化吸收功能。
配糖體（葡萄糖　）	由糖類經過還原性基團與其他含羥的非糖物質結合而成的有機化合物	能激發免疫系統，並為多種藥用成份的基本結構，例如強心，消除水腫、消炎，預防產生下肢靜脈瘤。 維持正常生長，構成蛋白質、酵素、
氨基酸	含有二十四種必需與非必需氨基酸	抗體的主要成份，維護代謝機能，提供能量資源。 提供熱能及養份。
糖類	含有多種單糖類，包括葡萄糖、果糖、己糖、戊糖及鼠李糖	提供熱能及養份增強免疫功能。 抗腫瘤。

諾麗的
Part ④ 保健用法

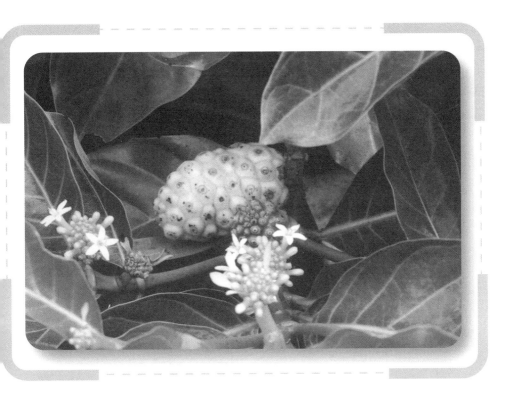

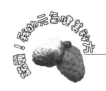

》諾麗一般服用原則

諾麗果可以內服，也可以外用。由於諾麗果含有多於60％的水分，所以一般都經過壓榨過濾後，製成果汁形式飲用。諾麗果汁，可以在任何時間，隨時飲用，雖然在飯前空腹時飲用，吸收率可以快速些（以飯前半小時或一小時為最佳），但是在飯後或是和食物一起服用，也不會影響它的功效。服用前後，最好多喝水，幫助吸收與清洗身體內的廢物。無論各種年齡，男、女、老、幼、孕婦和一般身體不適的人，都一樣能安心飲用，因為諾麗是食物而不是藥物。

一般而言，諾麗果汁的服用量不需要很大，通常一次用量只需要兩湯匙至四湯匙（一至兩盎司或30～60CC）就夠了，但是這也要依據年齡、生活飲食習慣和個人的身體狀況而定。有的人一天只需要飲用一次，有特殊需要的人，可能需要每天服用三至六次，甚至更多，這些都要以個人服用後的感覺做調整。

諾麗是南太平洋群島居民的主要食物之一，長期的食用，成為他們的保健聖品，同時服用的方法多而有變化，只要依據一般食用果汁的各種調配方法，都可適用在諾麗果汁上。

諾麗可以為任何藥物的基底，來幫助吸收。中藥常以「君臣佐

使」來調配各種藥草，諾麗則能涵蓋所有情況，可以單獨食用，也
可以和其他草本植物萃取物共同服用，以達到強身保健的功效。

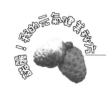
>> 服用諾麗果汁應注意事項

　　諾麗果汁可以加在任何果汁、蔬菜汁或其他飲料中一起飲用，但不要和茶、咖啡、可樂、酒同時飲用。諾麗也可以做為烹調時的調味品，唯一要注意的是，不要以高溫加熱，以防部分營養素因加熱而被破壞。同樣原理，不要將諾麗汁放在微波爐中加熱，或是與太熱的開水混合，以確保它的完整營養性質。

　　諾麗果含有大量的維他命C，所以最好不要將它盛在水晶玻璃器皿中，因為水晶玻璃含鉛量很高，而酸性會將鉛溶解出來而混合在果汁中。因此諾麗的盛裝器以一般玻璃製品為佳。

　　我們飲用的水，最好是經過過濾的水、蒸餾水或是水質純淨的礦泉水，如果要稀釋諾麗果汁時，可以用上述的任何一種水，但千萬不要直接用含有大量氯氣的自來水，如果一定要用自來水，請燒開至少三分鐘，等水溫降低後再用來稀釋。

設定個人健康標準

　　在開始飲用諾麗汁時，應事先設定個人的健康理想標準，藉以設定每日劑量。

(1)維持現有身體狀況。

(2)增進體能，預防老化。

(3)加強免疫系統，預防疾病。

(4)改善體質，均衡體重。

(5)增加養分，以彌補日常食物營養之不足。

(6)增強體內酵素，活化細胞。

(7)受傷或手術後，加快肌肉、骨骼或其他器官的修復機能。

(8)病癒後，復元體力。

(9)改善失眠、心悸不安、煩躁憂鬱、記憶力減退等精神狀態。

(10)身體不適或有病痛，藉以希望身體恢復正常功能，免除病痛。

　　如果你只希望達到上面第一項至第六項的健康標準，則只需每日服用一至兩盎司（二至四湯匙或30～60CC）的諾麗汁就可以了。但是，如果想要達到第七項至第十項的保健標準，所需諾麗的分量或服用次數，則需要酌量增加。服用後，你個人身體的感覺，是你最好的用量標準。我們多次提及，諾麗汁是食物，因此每日飲用多次是絕對有益的。一般而言，每日可增加到四至八盎司（120～240CC）。

　　有些體質特別虛弱的人、老人，或容易對食物過敏的人，及患有高血壓、心臟病、糖尿病、中風的人，以及未滿十六歲的孩童，在開始飲用諾麗汁時量可以減半，也就是一次半盎司至一盎司（一至兩湯匙或15～30CC）。因為諾麗在服用後會產生排毒反應，如

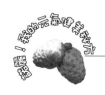

果不願快速排毒，可以減量飲用，以避免造成過度刺激，約一至兩週後，再慢慢增加飲用量。

諾麗果和其他食物一樣，對極少數的某些人，可能會引起過敏，因此，對食物容易過敏的人，剛開始服用時，可以先將兩湯匙諾麗果汁加在一杯水中，然後一天分三至四次慢慢飲用。服用諾麗汁，因各人體質不同，因此產生的效果也各有差別，如果效果不顯著，可以加量飲用，由於諾麗是食物且無副作用，因此可以與其他健康食品，甚至和藥物一起飲用。任何天然食品，效力是溫和漸進的，雖然許多人一經開始服用，就能感受到它的效果，但是也有些人要經過連續服用三個月甚至半年後，才發現身體機能的改善。一般來說，約有25％的人在三星期內可以看到效果，約有50％的人要三至八星期，其餘約25％的人則需要八至十二星期。因此，服用諾麗要有耐心，不要中斷，以至半途而廢，飲用諾麗汁要持之有恆，至少要給予三個月為一周期的保健恢復期，並且最好持續飲用六個月以上，才能達到明顯及徹底的效果。

特殊病患服用諾麗應注意的事項

因為諾麗有降低血糖的功能，因此每日服用二至四盎司（四至八湯匙或60～120CC）的諾麗果汁，對糖尿病患是絕對有益的。但是如果沒有經常量血液中的血糖值時，很容易因服用過量的降血糖

藥物或注射過量的胰島素，而導致血糖過低的危險。因此患有糖尿病者，應該時常注意血液中的血糖指數和血糖耐力，與醫生密切配合，以決定體內所需胰島素的正確劑量。

此外，血壓高的患者，如果經常服用降壓藥物時，也要時常量血壓，以便調整降壓藥物的劑量，因為諾麗果可以增強體內抗體，因此曾經做過器官移植的人，不宜飲用諾麗汁，以免除對移植器官產生排斥作用。

如患有腎臟病或心臟病者，需注意飲水量，服用諾麗時也要注意排毒反應，如果反應太劇烈，則需減量服用諾麗，因為患者無法以大量的水來排除身體中的毒素。

總之，飲用諾麗，同時又服用藥物時，都應經常依據病情的進展，隨時與你的醫師聯絡配合，你的醫生，是你病痛的醫治者。

特殊狀況下飲用諾麗汁的急救法

遇到緊急情況，而又無法立刻聯絡到醫師時，諸如骨折、扭傷、創傷等意外傷害，或是感冒、尿道炎、喉痛等因細菌感染的病痛，以及遭受到重大的精神打擊時，可以立刻一次服用三到四盎司（六至八湯匙或90～120CC）的諾麗汁，然後再以每隔六到八小時連續服用相同劑量，或是每隔一到三小時，服用二至三盎司（四至六湯匙或60～90CC）的劑量，直到聯絡到你的醫師後，再減到正常服用量。

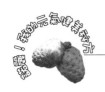
>> 諾麗的反應現象

　　大多數人的通常習性就是不願意容忍疾病所帶給身體上的不適，因此想盡方法醫治，希望將病痛的外在徵候盡速減輕消失，當這些疾病的內在原因或是其潛在體內的危害因子沒有完全了解和清楚之前，這些病痛只能算是暫時的消失，但此並不等於痊癒。這種不舒服的自覺症狀正是顯示人體器官組織需要妥善照顧的危險警訊，一旦藉藥物壓抑住這些自覺警訊，而又無法以現階段醫學科技檢查出病因而及時加以修護時，反而讓疾病進入膏肓而難以醫治。如果在這個階段，才開始保養，則必須付出較大的代價，也就是需要更多的保養和為時較長的食療期。俗語說：「冰凍三尺，非一日之寒。」如果要讓這些久凍的厚冰溶解，自然也需要較長的時間。諾麗果活化各種腺體和細胞組織，讓長久瘀積在體內的病因清除，也需要依病情惡化的時間長短和病情隱匿的輕重而有不同的反應，這種反應也就是自然醫學上所稱的排毒期的「好轉反應」。也就是中國醫學所稱的「瞑眩反應」。尚書記載「若藥弗瞑眩，厥疾弗瘳」。所謂「瞑眩反應」，主要是當我們服用某種食物後，其對人體有益的物質開始改善體質，排出體外的廢物和毒素，在這段排毒過程中，有些時候身體會出現各種症狀及反應，有時這類反應很容易

被誤認為「病情惡化」而令人緊張害怕。其實這種反應為時都很短，只要繼續服用，多半很快就會消失。當然，如果排毒反應為期過長，或是過於激烈時，就得減量服用，或是請教醫師。

　　體內毒素的沉積，是造成慢性病的最大原因。滯留在肝臟的毒素會造成肝硬化、脂肪肝甚至肝癌。毒素滯留在胸腔，輕則引發肺氣腫、多痰、氣喘，重則罹患肺癌。毒素滯留在血管內，導致血管硬化、血壓增高，重則導致心臟病或腦溢血、中風；毒素滯留在消化道，則引起消化不良、便秘或腹瀉、腸胃病等；毒素滯留在各類器官組織中，導致各類器官病變，諸如子宮瘤、腎結石、膽結石、骨刺等，因此身體健康之根本在於去除毒素。一般人身體一旦不適，就立刻服藥，也許不適症狀暫時消失，但還會以其他型態出現。以諾麗果汁之食療保健法則，是依靠人體本身的「自然治癒功能」，將導致身體不適的原因排除，也就是去除體內病痛的毒素，達到「不藥而癒」的自然健康法。

　　排毒期的不適，因個人體質以及排毒部位而有所不同，一般性的代謝功能失調，體液酸性的患者，服用諾麗後，常感到排便次數增加、尿色變濃、皮膚出疹或搔癢、多痰、咳嗽、喉嚨痛、失聲、流鼻涕、口臭、胃漲、放屁等現象。婦女經期不調者常會出現經期變長，經血變多，亦有少數會出現暫時性經血不來的反常現象。氣血不通的患者，初期服用諾麗後，可能因為須打通氣血凝滯不通的

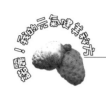
經絡部位，尤其是在曾經撞傷的部位，會出現各種痠痛現象，而使原有的傷痛處更為疼痛，但此種痠痛持續數日或數週後，就會逐漸消失。

慢性病患若要復元，則需要修補組織器官，或是細胞再生，所以在服用諾麗之初，可能會因身體大多數的營養素和氧氣轉送至修補組織器官，促進細胞再生的工作，因此身體會暫時感到疲倦、愛睏等現象。人體經過了諾麗不同階段的排毒過程，也稱之為「瞑眩好轉反應」之「整建過程」，簡單稱之為「排毒現象」或「好轉反應」，或稱之為「復元期」，也就是裡病外化的生理作用。開始服食諾麗的人，大約有10～25％的機率會感受到某種程度的排毒現象，因而使身體感到不適，但這只是短暫的好轉反應，通常從短短數日長至數星期。當體內毒素排清後，身體的各類病痛會自然消失，身體重新恢復到應有的健康狀況。

在此特別再次強調，服用諾麗後初期的「好轉反應」，並不是副作用，但在好轉過程中的各類反應，並不一定按照正常順序出現，同時某些好轉反應常呈週期狀出現，且呈現出反應程度及時間長短不一的好幾波次。如果各種症狀不很嚴重，可以放心繼續服用，但要多喝水，每天至少八大杯，以幫助清洗體內的毒素。如果在排毒期間，感覺非常不適，可以將諾麗汁減半服用，或是將諾麗汁加在水或果汁中稀釋後，一天分成數次飲用。如果減量後，服用

兩星期還是不能適應，你可能就是極少數人中對諾麗產生過敏的一分子，那麼，請暫時停止飲用，而先改用諾麗果汁外敷法。在此必須再次強調，任何一種食物，對某些人都可能產生過敏現象，有任何的不適，一定要立刻和你的醫生配合診斷。

好轉反應是人體邁向健康癒合的一段過程。當人體要將體內毒素或病原逼出體外時，所產生某些類似病痛的外感反應，這些反應依據個人體質和需要癒合的組織器官不同，而產生不同的外在現象，當這些現象清除後，才能感受到真正康復的輕鬆和愉悅。

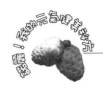

★諾麗在身體復元期的好轉反應現象

症　　　狀	反　　應　　現　　象
胃不適	胃熾熱，胸口悶，食慾不振，嘔吐，腹瀉。
胃潰瘍	潰瘍部位疼痛並有悶熱感，脹氣，打嗝。
腸胃炎、消化不良	腹瀉，脹氣，多屁。
腎臟病	腎臟部位疼痛，臉部浮腫，手腳水腫，多尿，尿液顏色改變。
肝臟病、肝硬化、脂肪肝	噁心想吐，口臭，暈眩，皮膚癢，皮膚出疹，口乾舌燥，疲倦，愛睡，大便中夾有血絲或血塊。
酸性體質	睏倦，口乾舌燥，舌苔重，腸胃脹氣，多屁，尿有臭味。
糖尿病	皮膚出疹發癢，尿液色濃，倦怠，手腳浮腫。
高血壓	頭重暈眩持續一至二星期。
肺功能不佳	咳嗽，多痰，鼻涕黏液增多。
慢性支氣管炎	口乾，頭昏，咳嗽，多痰。
貧血	疲倦，身體無力，輕微流鼻血。
痔瘡	大便時出血或有血絲。
心臟病	心跳加快，呼吸急促或不暢，情緒不穩。
青春痘、濕疹、皮膚過敏	初期會稍微增加，但幾天後就會消失，皮膚微癢。
鼻竇炎	鼻涕濃稠且量多。
痛風、風濕、關節炎、尿酸過多	患部更加疼痛，全身無力。

症　　　　狀	反　　　應　　　現　　　象
白血球過少	口乾，多夢，胃腸不適。
氣血淤滯	舊傷復發，胸口鬱悶。
頭痛	頭痛加劇，噁心想吐。
腦神經衰弱	失眠，不但不能入睡，反而出現興奮現象，此種情形晚間不宜服用諾麗汁。
婦女病	經期短暫混亂（或早或晚），下體搔癢，經期大量出血或分泌物增加，亦有人經血減少。
青光眼、白內障、淚腺阻塞	眼屎過多，流眼淚。

註：以上各種現象，因各人體質而異，如果反應輕微，則可繼續安心服用，如果好轉反應過強，則將諾麗服用量減少，並與醫生配合診療。

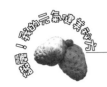

▶▶諾麗汁的外敷法

有些人對諾麗的排毒現象太過敏感，或是身體不適、不能多喝液體、昏迷，或意識不清，對諾麗汁的口感不適應時，可以用「外敷法」來改善體質。

將諾麗汁滴灑在一塊大約二吋至四吋見方的多層紗布或紙巾上，但注意不要讓紗布吸過量導致果汁滲透污染衣物不好處理。將吸有諾麗汁的紗布或紙巾，放在肚臍上，再用塑膠保鮮膜纏好固定，最好穿上舊衣服，以免染到果汁不好清洗，然後再以溫熱毛巾或毛巾包溫水袋放在肚臍上，保溫約兩小時左右即可，一天至少敷兩次。

以「外敷法」經由肚臍吸取諾麗養分，是除了直接經舌下吸收外的另一種最佳方法，用外敷法同樣可以清除體內污染毒素，並亦可控制細菌繁殖和腸內寄生蟲的繁殖，但是，如果使用外敷法，身體產生過敏紅疹時，請立刻停止外用敷法。

⟫ 諾麗的其他用法

　　大溪地居民除了食用諾麗果汁之外，並且經常做為外敷劑，無論是創傷、扭傷、蟲咬傷、皮膚病、香港腳等，都可以用「直接搽抹法」，將果汁直接搽抹在患處，或是以一湯匙加入一碗溫水的比例，浸泡受傷疼痛的部位。如果水溫變涼時，可以重新溫熱，繼續浸泡，重複使用。

　　用諾麗汁做為漱口劑、刷牙，可保持口腔的健康，預防牙周病，洗髮後，在清洗乾淨的頭髮上以諾麗汁潤濕，按摩髮根，然後再以溫水清洗，是極佳的護髮劑，此外，洗臉後用諾麗汁再次清洗按摩，可以達到護膚的效果。

　　想要戒除煙、酒、藥物等的依賴性，除了按時飲用諾麗汁外，並可隨時將諾麗汁滴在舌下，快速滲入細胞中，可以減緩上癮時的各種症候。以諾麗果汁做為保健強身的自然食品，可以同時內外兼用，以達到最高效果。

　　諾麗汁液可以經細胞膜直接滲透吸收進入器官組織，因此使用諾麗汁直接塗抹、敷蓋或是沖洗身體各部位，都可以減輕患處的不適，甚至能進一步促使患處達到修復的功能。

　　痔瘡患者，可用紗布浸諾麗汁後，直接敷蓋在患處，再用防漏

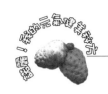

膠布固定。如有內痣、肛門出血等現象，亦可以諾麗汁15CC（一湯匙）加溫水60CC（四湯匙）混合後，倒入沖洗器中，並在沖洗器口塗上天然油類，例如維他命 E 油、綿羊油或橄欖油等潤滑後，塞入肛門內清洗，或以30CC（二湯匙）諾麗汁倒入半盆溫水中直接浸泡。

一般婦女患有子宮內膜異位，子宮頸癌、子宮下垂、經痛、陰道乾搔癢、陰道炎，陰道感染念珠菌或酵母菌而產生過量白帶，或是生產後、房事後的衛生保健，均可用沖洗法或用棉花沾諾麗汁直接搽抹。

由於衣物經諾麗汁染色後不易清除，且不方便攜帶，目前科技上已經成功地研發出由諾麗種子中，直接萃取出諾麗子的精華油（noni oil）。此種無色無臭的精油，可以成功地取代諾麗汁搽抹法不便之處，不但具有殺菌、止痛、安定神經、修復傷口的功能，更能深入皮膚底層，滲透細胞膜、海綿組織，調節性機能。諾麗油可以直接搽抹在身體各部位，以少量的精油輕拍在眼角和臉頰，可以預防皺紋和減輕魚尾紋的產生。

婦女感染陰道炎、陰唇外傷或發炎、產後傷口，甚至男性生殖器官均可用諾麗油直接塗抹，或是在一盆溫水中，滴入數滴諾麗油，浸泡約十分鐘左右，可以達到衛生、殺菌、修復組織器官的功效。男女房事前直接用諾麗油塗在性器官上，可以達到潤滑、殺

菌、強化組織器官的效果。此外，諾麗油與其他精油配合，亦可增進各類芳香療法的功能。

　　沐浴時滴入數滴諾麗油於浴缸內浸泡，或直接用諾麗油按摩，可以使肌肉放鬆、安定神經並消解疲勞。

諾麗與小動物的預防保健

　　諾麗對人體的各種效益，都能完全適用於小動物身上。美國著名獸醫師蓋瑞·川朗（Dr. Gary Tran），任職於美國肯塔基州動物急救中心，主治動物急診與外傷，他將諾麗汁給他的各類「四腳病人」服用，發現超過兩千多個病人有九○％的病情得以控制或好轉，其中包括止血、止吐、食物中毒、抗發炎、抗過敏、抗菌與抗病毒及各類外傷與感染等。給「四腳病人」的用量，可依據動物的體重而定，小型的寵物，可給予小孩或嬰兒的劑量，把諾麗加在食物中、水中，或直接餵食。因為諾麗是食物，所以沒有劑量的上下限，只要你有辦法讓牠們吃，對牠們就都是有好處的。

諾麗葉子茶保健法

　　以諾麗葉和莖製成的諾麗葉子茶，清香可口、不含咖啡因，用熱水沖泡後，熱飲、冷飲都是非常好的保健飲料。許多植物的葉子或是果實，含有某種的生物鹼，而此類生物鹼，常被提煉出來做

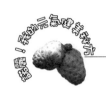

為藥用，譬如嗎啡（morphine）在醫藥上作為止痛劑，長春新鹼（vincristine）是一種白血病的治療藥物，莨菪鹼（scopolamine）也常被用來作為麻藥性鎮痛劑。

諾麗果和諾麗葉中，也含有數種生物鹼，能有效減輕痛症和發炎現象；而諾麗葉、花、莖中所含的氨茴P—苯對愛滋病HIV感染的MT—4細胞有抑制和破壞作用，但卻不影響正常細胞的生長。諾麗葉中的 β -穀脂醇（β -sitostero）可以降低血液中的膽固醇（cholesterol）及防止攝護腺腫大，而葉中所含的熊果酸（ursolic acid）是另一種五環烯結晶物，在藥學和食品工業上常被用為乳化劑。

目前，以先進的科學方法，已經分析出諾麗葉中的成分，還包括有葡萄（糖）（glycosides）、石碳酸（酚）（phenolic acid）、樹脂（resins）、蛋白質（protein）、礦物質與維生素，其中又以維他命C和 β -胡蘿蔔素之含量最多。諾麗葉和其莖枝含有豐富的氨基酸，其中包括了人體必須的氨基酸。同時含有許多種不飽和脂肪酸和膳食纖維。最令科學家興奮的是，他們發現諾麗葉和莖中的萃取物對血管細胞、淋巴管細胞、心臟細胞、內皮層的平滑肌細胞能產生更顯著的賽洛寧與一氧化氮效應，因此大大的提升了諾麗葉在預防醫學上的地位。

經常飲用諾麗葉子茶，除了上述的保健外，並可防止視力減退，有助於多種眼疾的癒合，預防呼吸道系統的感染，增進骨骼、

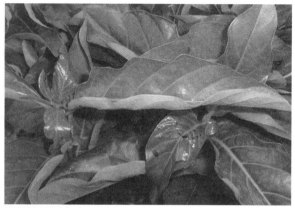

皮膚、頭髮和牙齦的健康。並且可以減輕關節炎、喉痛、頭痛、痛風、牙周病、腹瀉或便秘、腸胃炎及癰疔等身體的不適。諾麗葉子茶沖泡之後，不易發酵敗

諾麗葉經過乾燥則製成諾麗茶，當地居民也直接用新鮮葉煮水喝。

壞，經過熱水沖泡五分鐘後即可飲用，但亦可放置玻璃瓶中，一天之內可以隨時飲用。如果需要增添新的口感，也可以加入蜂蜜、果寡糖、楓糖漿、牛奶、檸檬與金桔等調配後飲用。

諾麗的種子的保健功用

諾麗果中黑褐色的種子，具有非常強的生命力，可以數月浸泡在水中，漂洋過海而到不同的島嶼生根繁衍。科學家們已經成功的萃取出諾麗種子內所含的成份。其中包括人體所需的亞麻仁油酸(inoleic acid)，它是一種不飽和脂肪酸的聚合物，是人體食物所必須的一種植物甘油酸，也是天然的乳化劑。

箆蔴油酸(ricinoleic acid)是一種含有18碳的不飽和脂肪酸，能協助溶解膽固醇。

硬脂酸(十八酸) (stearic acid)經常存在於自然界動、植物的脂肪

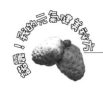

中的脂酸，常被用作為潤滑油、軟膏加入藥品及化粧品中可成為加速活性劑。

橄欖油酸（油酸）(oleic acid)，存在於動物脂肪或植物油內，是一種單一不飽和脂肪酸。是良好的油性溶劑，經常被添加在化粧品、潤滑劑、軟膏和食品中，能降低人體內的膽固醇以及協助油溶性維生素的吸收。

棕櫚酸（軟酯酸）(palmitic acid)，它是一種飽和脂肪酸，常見於製造潤滑油、肥皂和添加在食物中，對於皮膚具有潤滑的功能。諾麗種子的萃取物(Noni oil)可以內用亦可以外敷。其滲透力和吸收率頗強。

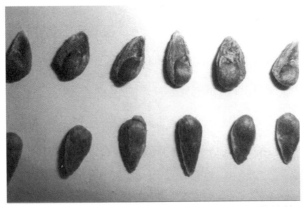

諾麗種子含有多種不飽合脂肪酸，是可內服外用的營養物。

Part ⑤ 諾麗在中國醫學上的應用

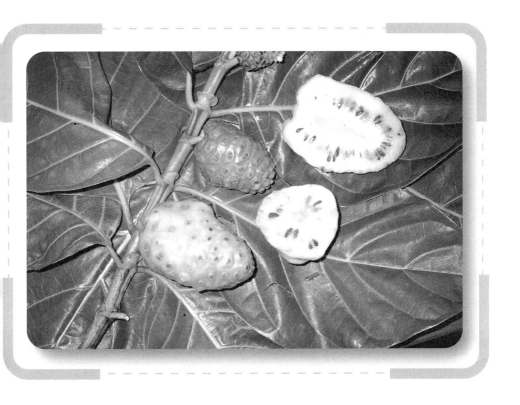

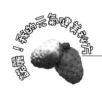

▶▶中國的諾麗，也就是橘葉巴戟

我們的祖先在長期注重養生之道以及與疾病戰鬥的過程中，累積了極為豐富的經驗，形成了獨特的中國醫藥學，它不但在世界傳統醫學上佔有重要的地位，同時在二十一世紀的醫學與保健科學上更為英、美、日、德等先進國家積極研究的對象。甚至連世界衛生組織（WHO）也在西元一九八八年與中國醫學科學院藥用植物資源開發研究所聯合組成世界衛生組織傳統醫學合作中心，並且專聘了吉林省中醫中藥研究院、長春中醫學院、昆明植物研究所、四川省中藥研究所、廣西醫藥研究所、上海第二軍醫大學、四川省中藥學校，以及廣州市藥品檢驗所等各大著名機構和著名學者，通力合作完成了最新的中草藥寶鑑《中國本草圖錄》。

在《中國本草圖錄》中就詳細記載了諾麗的各種資訊。當然，我們的老祖宗未能如此先進地把NONI稱為「諾麗」，而是將NONI稱之為橘葉巴戟。中國的諾麗（也就是橘葉巴戟）分佈於廣東、西沙群島、海南島以及台灣南部沿海地帶。橘葉巴戟在《中國本草圖錄》中所述的形態為直立灌木，全株無毛，小枝粗壯，乾時褐黃色，四稜柱形。葉對生，膜質，長圓狀橢圓形，頂端急尖，基部闊楔形，乾時黑褐色而具光澤。頭狀花序單生，常與葉對生，球形，

花冠白色或黃色。中國醫藥學中以橘葉巴戟的根曬乾入藥，稱之為海巴戟，其主要的性能就在除濕壯骨，因而常常被用來治療濕疹和跌打損傷。

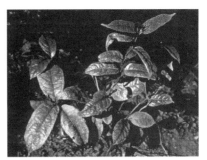

慕立達‧茜草科（Morinda Officinalis How）巴戟天。

　　海巴戟主要的成分為蒽衍生物巴戟（morindin，也就是橄樹苷）、元巴戟素（morindon，也就是桑色素酊）、茜草素—d—甲醚（alizarin-d-methylether）、雞眼藤二酚（soranjidiol）等，而這些成分又和同屬茜草科的巴戟天相類同，因此，海巴戟的性能又能與

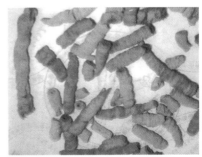

乾燥的八戟天根是中藥材中的上藥。

在中草藥上極為重要並常應用的巴戟天相提並論。在《中醫大辭典》中對巴戟天的解說頗為詳盡，其為慕立達‧茜草科（Morinda Officinalis How; Morindae Radix），主要分布在廣東、廣西和福建等地，其根除了含有維生素C、礦物質和多醣體外，也含有與海巴戟相同的橄樹等成分。巴戟天常被用於壯筋骨、袪風濕、治陽痿、小便不禁、子宮虛冷、定心氣、療水腫、治腳氣、去風疾、補血海、化痰止咳、治腎虛腰腳無力、痿痹癱瘓、風濕骨痛、神經衰弱、失

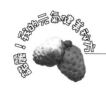

眠、婦女不育等病症上。

　　巴戟天的功效與海巴戟類似，也就是其中的藥理與諾麗果相似，茲將各家對巴戟天的論述簡述於下，以供參考之用：

1. 《本草經疏》：邪之所湊，其氣必虛，巴戟天性能補助元陽，而兼散邪，況真元得補，邪安所留，此所以愈大風邪也也。主陰痿不起，強筋骨，安五臟，補中增志益氣者，是脾、腎二經得所養，而諸虛自愈矣。其能療少腹及陰中引痛，下氣，並補五勞，益精，利男子者，五臟之勞，腎為之主，下氣則火降，火降則水升，陰陽互宅，精神內守，故主腎氣滋長，元陽益盛，諸虛為病者，不求其退而退矣。

2. 《本草匯》：巴戟天，為腎經血分之藥。蓋補助元陽則胃氣滋長，諸虛自退，其功可居萆薢、石斛之上。

3. 《本草新編》：巴戟天正湯劑之妙藥，濕而不熱，健脾開胃，既無元陽，復填陰水，真接續之利器，有近效而又有速功。

4. 《本草求真》：巴戟天，據書為補腎要劑，能治五癆七傷，強陰益精。其味辛溫，又能祛風除濕，故凡腰膝疼痛，風氣腳氣水腫等症，服之更為有益。

5. 《神農本草經》：列為上品，性味辛、甘、性微溫。歸經腎經。傳統藥效功能為溫腎補陽、強筋骨、袪寒溫。適應于陽萎、少

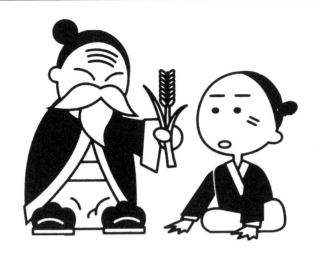

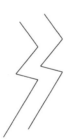

滋陰補陽

返老還童

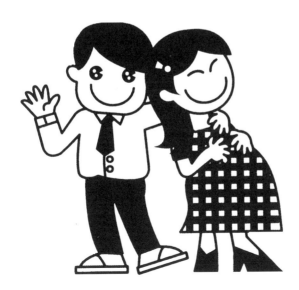

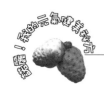

腹冷痛、風寒濕痺、腰膝酸軟、腳氣、抗菌、降血壓。

中國醫藥學院中國藥學研究所廖隆德先生所著的藥學碩士論文的題目就為〈蘭嶼藥用植物資源之調查研究〉(Investigation and Study on the Resources of Medicinal Plants in Lanyu Islands）其中所述有關諾麗的報導如下：

「檄樹 Morinda citrifolia Linnaeus 則為台灣所產的Noni，其文為檄樹，見於椰油村、朗島村等海岸邊雜生樹叢中。一名海巴戟天。根：味苦，性涼。有清熱解毒，強壯之效。治痢疾，肺結核。鮮葉搗敷潰瘍，刀傷。果實：有減輕痛症，發炎，腸胃不適，血糖過高，高血壓，氣喘，咳嗽，肝腫脹，視力減退及腹瀉等症狀」。其中所提有關根性涼的原因是因為和一般中藥材炮製方法不同之故，其實，諾麗應該屬於性平的食物。無論是海巴戟或巴戟天都是我們先祖時期就留傳下來的保健方藥，直到近幾年來，由於科學的進步，加上受到生化科學家及營養學者的重視與研究，終於打開了中西醫學界相通的學理，我們東方的先祖們與西方的先祖們，都引用了相同的科學成分來保健身心，也揭開了兩千多年來的海巴戟、巴戟天和諾麗的神秘面紗。諾麗果中的各種成分，孕育出了酸、甘、苦、辛、鹹、腥、澀等各種味道，許多初嚐諾麗果汁的人可能不太能適應，但是如果瞭解了其中各種味覺對身體的關聯性時，相信大

家就更能接受諾麗果了。茲將諾麗的口味以中國醫學理論相對應，列表如下，以供參考，希望大家了解了中醫學理之後，對諾麗更有信心，更能經常以諾麗做為養生保健的食物和飲料。

★諾麗的口味與人體的關聯性

味覺	相關臟腑	生理系統
酸味	肝、膽	造血系統(主要與肝相關)
苦味	心、小腸	循環系統(主要與心相關)
甘味	脾、胃	消化系統
辛味	肺、大腸	呼吸系統(主要與肺相關)
鹹味	腎、膀胱	泌尿系統、生殖系統、內分泌系統、免疫系統
腥味	肺	呼吸系統
澀味	肝、膽	造血系統(主要與肝相關)

★五行屬性與人體之關係

五行	木	火	土	金	水
五臟	肝	心	脾	肺	腎
五腑	膽	小腸	胃	大腸	膀胱
五色	青	赤	黃	白	黑
五味	酸	苦	甘	辛	鹹

Part ⑥ 諾麗 有問有答

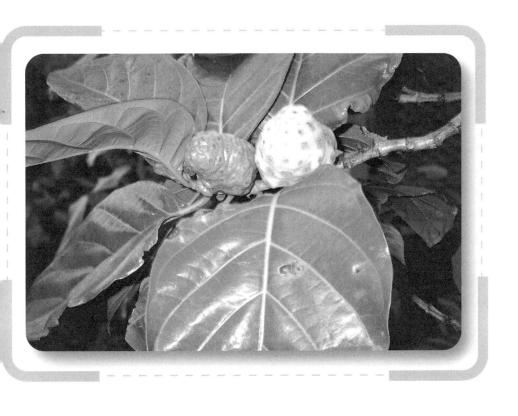

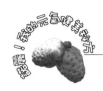

>> 關於飲用諾麗常見問題解答

問：為什麼服用諾麗產品時要多喝水？

答：因為諾麗具有排除體內毒素的功能，體內的毒素和廢物需要溶於水中才能藉由排泄系統排出體外。因此，多喝水是保持淨身之道。而且諾麗中各種養份的運送也需要水才能達至各器官組織並發揮其功能。

問：服用諾麗後產生「好轉反應」和一般所謂服用西藥後的「副作用」有何不同？

答：就中醫或自然醫學的理論而言，「好轉反應」也就是所謂的「排毒反應」，是因體內不健康的細胞逐漸修復到正常細胞時所產生的某些症狀。例如咳嗽多痰是將肺泡中的廢物排出體外最常見的好轉反應，而皮膚出疹發癢也是肝臟經由皮膚排毒的反應。但是一般「好轉反應」為時都不會太長，大約僅數天至數星期，身體得到改善後症狀就會自然消除。反之，一般西藥所產生的副作用是直接危害到身體的其他機能，同時只要服用此藥物，其副作用就一直會跟隨著產生，且無法自行消除。

問：胃酸過多的人也一定要空腹飲用諾麗果汁嗎？

答：因為一般市面上的諾麗果汁都帶有酸味，也就是其PH值較低，如果胃酸過多的人飲用後，常感到胃不舒服，甚至溢出酸水。在這種情況下，建議最好在用餐半小時至一小時後飲用，其效果雖然沒有空腹吸收得快，但是至少也能達到70％以上的功效，同時胃也不會感到不適。如果以此法服用還是感到不適應，則建議服用諾麗果粉、諾麗濃縮萃取物或是以諾麗葉代替。

問：喝諾麗果汁同時能喝茶或咖啡嗎？

答：因為諾麗果中的賽洛寧也是一種植物性生物鹼跟茶和咖啡中所含的生物鹼頗為類似，讓蛋白質的接受器很難辨識，因此建議不要同時飲用，其間隔時間至少要相隔一個小時以上，才能避免干擾。

問：諾麗能幫助減肥嗎？

答：諾麗能以自然的方式來調節體重，但它並非是減肥產品。因為諾麗能調節消化和吸收系統，因此體重過輕時，能增加對養份的吸收量，因而有增重的機會。但是如果因為新陳代謝機能失調而引起的肥胖現象，因為服用諾麗後會有所調節，燃燒掉過多的脂肪而達到減重的效果。

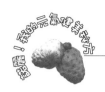

問：飲用諾麗有沒有年齡的限制？

答：諾麗是食物，所以任何年齡層都可以服用，只是因為體重的差異而有所不同。同時個人所居住的環境、生活習慣、身體和精神狀況也是影響諾麗用量的考量範圍。

問：患有腎臟病的人可以喝諾麗嗎？

答：許多腎臟病患因為飲用諾麗而獲得好轉。但是建議腎臟病患開始飲用諾麗產品時，先以少量開始，最初每天不要超過60CC，並且最好每次飲用量減到15~20CC。因為腎臟病患的飲水量有限，如果排毒反應過強，而無法飲用大量水份加以沖淡，將會感到身體不適，同時，一般諾麗果中含鉀量較高，也不適合腎臟病患飲用過量。

問：喝了諾麗後並沒有感受到「排毒反應」的現象，是否是因為諾麗無效？

答：「排毒反應」的強弱因人而異，有一半以上的人服用諾麗後沒有任何「排毒反應」，但是身體的機能卻有明顯的改善。因此，有無「排毒反應」並非身體改進的指標，建議先有恆心、有耐心的至少連續飲用三個月再評估諾麗在身體中所產生的保健功效。

問：已經經常服用市面上的健康食品的養生人士，還需要食用諾麗產品嗎？

答：是的。市面上的各類保健補充品，目的都為提供身體所需的營養物質，但是其中所含的成份，可能僅對身體某一特定系統有所幫助，而不像諾麗可以給予身體全方位的滋養功能，因此，服用其它的保健食品如果再加上諾麗的功能，可以達到相輔相成，加倍的功效。

問：正在服用中藥或西藥的人也能飲用諾麗嗎？

答：諾麗是食物，並且對於其他的營養補充品以及藥物具有協同作用（Synergistic function），因此能加強營養補充劑以及藥物的效用。一般而言，服藥期間也可以飲用諾麗，但是如果會使藥效加強時，則需要告知醫師減低藥量，或是減低諾麗汁的服用量。

問：孕婦和產婦可以飲用諾麗嗎？

答：一般而言，孕婦服用諾麗可以幫助養份的吸收，有助胎兒的發育成長。並且在懷孕期間應該盡量避免感染到疾病，因為諾麗具有強化免疫的功能，因此在懷孕期間飲用諾麗確實有正面功效。但是如果孕婦體質薄弱，或是有習慣性流產者，最好先請教醫師後再決定是否可以服用，如果產生強烈的「排毒反應」時，則必須立刻停

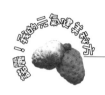
止飲用，或是斟酌減量飲用。

產婦在生產後，建議飲用諾麗汁，因為諾麗可以促進傷口癒合，減輕疼痛，促進新陳代謝的機能，使身體早日復原。

問：在授乳期的婦女可以飲用諾麗汁嗎？

答：是的。並且鼓勵份量可以增加些。因為在一人吃兩人補的情況下，授乳期的媽媽除了要注意自身的營養及免疫力外，還需要給新生寶寶的最佳乳汁，以確保兩人的健康。

問：世面上有關諾麗的產地來源各有不同，請問要如何選擇？

答：原則上諾麗產於亞熱帶地區，因此很多地方都有生產。但是有利人體的諾麗則必須生長在空氣清新、水質無污染、土壤肥沃含有多種礦物質和微量元素的地區才是最佳選擇。

問：諾麗果汁要經過至少兩星期以上的發酵期才能製成果汁，是否是因為要生成酵素的過程？

答：諾麗本身就含有多種酵素，因此許多盛產諾麗的當地居民經常生食諾麗果或是以新鮮的諾麗葉煮水服用，也能達到某些程度的保健功能。諾麗果經過發酵後，其中的酵素自然會增加許多，同時也更容易萃取其中的汁液和營養物質。

問：諾麗能產生一氧化氮效應，但是一氧化氮又是一種自由基，那麼為何諾麗又能抗氧化和抗自由基呢？

答：如前章所述，並非所有的自由基都是對身體有害的。其實自體產生的自由基是對抗侵入身體異物的終結者，它是對身體有益的物質，只是如果其數量過多，造成體內細胞基因分裂不正常引起突變，形成了癌細胞才能危害身體。因為諾麗果而產生的一氧化氮效應，數量維持在平衡狀態，因此能對血管等平滑肌產生擴張的作用，可以維護體內各種機制的平衡，而不會產生過量的自由基。經過實驗測試證明，諾麗果所清除的自由基是來自於空氣和水源的污染，或者是食物中的殘留色素、農藥、防腐劑、抗生素等有害物質所產生的自由基。

問：諾麗能產生一氧化氮效應以調節動脈平滑肌的鬆弛性而促進血液流暢。但是除了一氧化氮（NO）之外，還有其它小型氣體分子（small gas molecule）能夠啟動（activate）生理酵素反應嗎？

答：是的。除了一氧化氮之外，還有一氧化硫（SO）和一氧化碳（CO）皆有啟動酵素反應的能力，但是這些小型氣體分子的敏感程度遠不及一氧化氮（NO）。

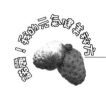
問：氮是地表上最為豐沛的元素之一，是否一氧化氮(NO)對生命的形成和演化扮演著重要的角色？

答：是的。由於一氧化氮的存在比氧氣還要更早出現，因此一氧化氮對於早期的生命體具有絕對的生存需要性。

問：諾麗是否能幫助不孕症者生育？

答：諾麗能活化松果體，而松果體又是主導內分泌系統的第一腺體，因此必然能活化生物體的性腺機能，進而調節婦女的月事不順，排卵異常，或是男性精蟲不足或活動力不強等現象，因而增加了受孕的機率。但是如果是性器官本身有缺陷，例如婦女子宮異位，輸卵管或輸精管不通等障礙，則必須經過醫師手術治療了。

問：服用諾麗果汁後經期有混亂的現象該怎麼辦？

答：因為諾麗果中許多成分都能活化細胞，尤其是當松果體活化後，自然也活化了性腺機能，因此身體再一次進行更新的適應，因而婦女的經期有時會產生短時期的混亂現象，其實不要特別緊張，等到調適完成後，自然會恢復到固定的週期。但是在這段適應期間，具有生育能力的婦女，如果不希望懷孕的話，不可以只用日期計算法避孕，必須要搭配其他的避孕方法才行。

問：服用諾麗後經期時來量特別多是正常現象嗎？

答：一般婦女首次服用諾麗後，常有經期混亂或來量過多或過少的現象。但是經過短期的調適期，就會正常，這是生殖系統的修護期，不必過於擔心。但是如果連續數月經量還是過多時，請告知你的婦產科醫生，並請他為你做更進一步的詳細檢查。

問：諾麗如何調節酸性體質？

答：因為諾麗在體內是一種特殊的調和劑（adaptogen），其中所含的150多種成分，能快速的推動一系列的生化反應，同時清除體內因生化反應後而造成的酸性物，使血液免於酸化而維持在pH7.4的弱鹼狀態。

問：喝完諾麗汁後身體感到異常疲倦該怎麼辦？

答：最好的方法就是順其自然，盡量休息或睡眠。這種現象經常是因為肝功能不好或是有酸性體質的人常有的「好轉反應」，因為身體在進行消耗能量的修補工作時所產生的必然現象。

問：喝完諾麗後，晚上精神太好而失眠怎麼辦？

答：這是因為諾麗促進細胞再生，促使三燐酸腺甘酸(ATP)產生能量，使人感到精神振奮，如果經常有這類現象，則建議在下午三、

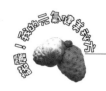

四點後不要飲用諾麗產品。

問：服用諾麗後有腹瀉現象該怎麼辦？

答：現代人的速食文化除了導致營養失調外，也非常容易導至糞便殘渣不能完全排除體外而長期留滯在憩室中。服用諾麗能激發腸道平滑肌的收縮和蠕動，使腸道中的廢物快速排出體外，因此產生腹瀉現象，但是此種腹瀉現象，除了排出的糞便有惡臭外，並不會產生腹絞痛等不舒服現象，等到腸內殘留物清除乾淨後，腹瀉現象會自然停止。在腹瀉期間多喝些淡鹽水，避免吃油炸刺激食物。如果腹瀉時有腹絞痛或大量血便時，則可能不是因為服用諾麗而是腸胃炎，必須立刻到醫院檢查。

問：服用諾麗後發生了便秘現象怎麼辦？

答：這也是初期服用諾麗的「好轉反應」之一種。這多半是因為腸道大量的乾燥宿便無法同時由腸道排出，而造成一時阻塞的現象。這時需要多喝水或新鮮果汁，同時在水中加少量天然海鹽或是蜂蜜、棗精等。多食一些加州梅或香蕉等有助排便的食物，同時要禁食油炸、辛辣、高油、高糖的食品。

問：諾麗改善了病痛後是否還需要繼續服用？

答：如果生活飲食習慣未改，也就是導致生病的病因未加改善的話，則必須繼續服用諾麗來加以調節。如果連續飲用諾麗而無法達到更進一步的改善時，不妨採用「中斷」法，暫時停止一週至一個月，再重新開始飲用，但是重新開始時首次的劑量建議需以最後服用時的劑量以加倍用量的方式重新開始服用。

問：諾麗果汁的保存期有多久？

答：其實諾麗果汁因為其酸度強，並且本身就有抗菌性，因此可以保存幾年都沒問題。當然，這也要依製造商的製造過程而定。

問：外出數日，隨身攜帶的諾麗果汁無法放入冰箱中該怎麼辦？

答：其實諾麗本身就具有殺菌的功能，所以外出數日，不必放冰箱，只需放在常溫陰涼處即可。

問：請問有哪些人不能喝諾麗？

答：一般而言，所有的人都能飲用諾麗，但是有些極少許的人可能會對某些食物或是水果過敏，則建議在開始飲用時先用少量測試，以便確定對諾麗無過敏現象後再正式飲用。當然，如前章所述，接受過器官移植的人，不建議服用諾麗。

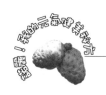

問：諾麗能提昇免疫機能的機制為何？

答：諾麗所提昇的免疫功能是調節由骨髓中所衍生出的淋巴系統，包括有T細胞和B細胞，以及非淋巴系統中的白血球和吞噬細胞等的數量及機能。諾麗中所含的多醣體具有多項提昇免疫細胞的功能。同時諾麗的抗氧化作用又能有效的消除白球及吞噬細胞抵抗外侵異物時所釋放出來過多的自由基，避免生物體本身的細胞遭到自身的自由基破壞。因此，諾麗是以適量的方式來調節生物體的免疫機能。例如當人體遭到病原體侵入時，白血球為抵禦外來異物而數量大增，並且引發身體局部發炎的現象。但發炎和免疫力是一體兩面，諾麗能在抗發炎的同時又能增強免疫力，並且又能同時清除過多的自由基。所以諾麗的防禦功能非一般健康食物可以相比的。

問：如果諾麗真的那麼神奇，是否服用越多越有效果？

答：如前所述，諾麗的用量要依個人的身體狀況而定，因此建議只要用到適量就夠了。原則上以自身的感覺為基準。一般的建議用量，只是提供大約的參考原則，事實上，服用量與建議量可以相差到十倍以上。

問：飲用諾麗後「排毒反應」過強而產生的疼痛可以服用止痛藥減緩嗎？

答：許多關節炎、頭痛、身體曾遭受過傷害的患者在「好轉反應」期可能出現患處疼痛的現象。如果實在疼痛難忍，可以暫時服用止痛藥，等到「好轉反應」過後就自然不需要用藥了。

問：癌症化療期可以飲用諾麗果汁嗎？

答：是的，並且建議以少量多次的方法服用。如果可能的話，也要多喝水，這樣進入體內的化學毒素可以加快排出體外。同時諾麗汁有助於活化細胞，協助養份吸收，降低疼痛，安定精神，並且能對抗癌細胞的復發。有許多化療期間服用諾麗果汁的患者，化療後頭髮生長得非常快，並且減少許多因為化療而引起的副作用。特別建議尚未進行化療時，就開始飲用諾麗果汁，做好事先準備。

問：進行肝臟或腎臟移植的人可以喝諾麗產品嗎？

答：最好不要。因為諾麗可以增強免疫機能，而有可能讓身體出現排斥移植來的肝臟或腎臟之現象。進行器官移植的病患包括更換眼角膜者都不建議飲用諾麗汁。

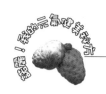

問：飲用諾麗汁後病症大有改善，可以自行停止服用醫師給的藥物嗎？

答：諾麗只是食品，最多也只能稱為「機能性食品」，雖然能改善許多病徵，但是醫師還是最專業的判斷者，因此，病情有好轉的喜訊，請首先讓你的醫生知道，在了解病情之後，醫生必定會給予適當的安排。

問：大溪地諾麗和夏威夷諾麗哪一種比較好？

答：這是許多讀者的問題，其實兩者，甚至於來自其他各地的諾麗在其成份分析上都大致相同。就如美國加州產的柳丁和佛羅里達州產的柳丁沒有什麼不同一樣。諾麗產品的好壞，除了要看其生長地是否遠離污染源，生長的土質是否肥沃之外，就要檢測其生產廠商的專業性和其生產製造過程來決定品質的好壞了。

問：除了早上之外，還有何時段飲用諾麗最好？

答：早上空腹是最容易記得的時間，同時身體經過一夜的休息，正好是需要吸收新的養份的最佳時段。其實，只要在空腹時段，或是飯後1~2小時，任何時間都可以飲用。甚至將一天所需的諾麗份量稀釋至水中後，隨時飲用也是很好的方法。

問：飲用諾麗後何時才能感受到效果？

答：對諾麗果的感受，因各人的身體狀況以及服用劑量而有不同。有些人兩至三星期才能體會出它的好處，甚至更有人延遲至服用三、四個月才突然發現身體有所改善。因此，需要耐心與恆心才能體會到諾麗的好處。

問：諾麗果汁味道不好，有什麼方法可以改善？

答：諾麗果汁可以加在許多可口的果汁和飲料中一起飲用，藉以沖淡其特有的味道。葡萄汁、藍梅汁、桑椹汁、鳳梨汁、梅子汁，都是不錯的調味果汁。以黑糖或蜂蜜加水與諾麗果汁調配，也是滿可口的。為了保健功能，請參考「神奇的諾麗」中的第五章，「諾麗與果蔬汁保健飲料食譜」。

問：服用諾麗真的安全嗎？

答：諾麗的保健功能已經有二千多年的歷史記載，同時美國食品藥物管理局（FDA）將諾麗歸類為GRAS級，也就是「一般性認定安全」（Generally Recognized As Safe）。目前全球上千萬的諾麗使用者都給予正面而肯定的安全性保證。

Part 7

愛用者談
諾麗

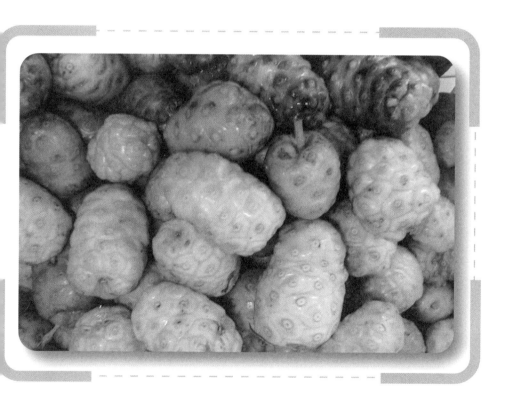

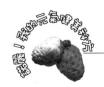
令人感動的一封信

　　這是我的一位讀者讀了《神奇的諾麗》一書後，給我的來信，他希望能夠把他的故事傳給需要鼓勵的朋友，在此以感動的心，與讀者分享。

張慧敏老師：

　　「四個月生命存活期」　十二年前，台大醫院診斷告知，一般鼻咽癌病患，存活率較之其他癌症患者高出很多，但是我的病狀案例不多，腫瘤駐足於腦部，當時頭痛欲裂，斷斷續續，　暈眩的天旋地轉，左臉麻痺，左眼嚴重突出至眼球會碰到鏡片（我近視眼），得用紗布貼住左眼，以獨眼視物。

　　台大醫院二週的治療，包括莫名的實驗手術，加深了我的痛楚，透過層層的管道，還是訴之無門，終於放棄了台大不人道的治療，再來何去何從？茫然無頭緒，但癌細胞卻不留情的快速繁殖，肆虐的侵襲，病發後第四個月，突然的腦積水過多，昏迷不醒約兩週，當時我已是各大醫院的拒絕往來戶，有幸的一間治癌中心勉強　有條件的收容了我，脆弱的病體經過西醫電療照射，化學治

療，種種後遺症的折磨，耗時約二年，當醫生宣布治療告一段落時，體重從75公斤消瘦至57公斤，左眼視物，只有一片白茫茫，左臉一片麻痺，耳朵積水，味覺，嗅覺失感嚴重，頸部皮爛見肉。

而後虛弱的身子，免疫系統的破壞，時而傷風，感冒，時而多種皮膚病同時併發，無唾液，味覺，嗅覺失感的不便，我不只是重大傷病者，更成了殘障者，因為左眼完全看不見任何東西，只有白茫茫的一片，醫生診斷認定左眼殘障，腫瘤於腦部壓迫到視覺神經而導致神經枯萎，勞保局補償十幾萬元，眼睛焦距不準，調適了幾年後才較敢開車，寫字，但信心缺缺，甚至倒茶常倒於杯子外。

這一路走來，身體順勢的調整，倒也並無大礙，但根基的受損，十年難能補回，況且我已是半百之身，就在我幾乎已經認定能保有此肉軀，尚餘口氣足矣之時，然而卻因緣際會，經由朋友的引介，親眼目睹諾麗果樹，產地原居民的口述，還有多本書籍的研讀，我認識了諾麗果，嘗試著去使用它，感受它，在這殘缺的身軀裡所帶來的效果。

我訝異，我驚奇，真是不可思議的神奇果，諾麗果粉末膠囊服用了一年多，深深感受它在我身體所營造出來的種種改善：

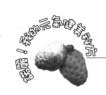

一.血壓值的提升，之前60/90 持續多年，而現在已升至 75/110
左右。

二.十二年來醫生已視為殘障的左眼，由於諾麗果富含有關神經傳
導的物質，枯萎的神經竟然漸漸的甦活起來，現在左眼單視竟
然可看出各物體的位置， 形態和色澤，太不可思議了。

三.羸弱的身子，冬天已不畏寒，去年還到上海，零下5度，泰然自
若。

四.臉色漸漸紅潤，皮膚如敷層油質，數月不見之友常說我容光煥
發。

五.唾液量的產生，味覺，嗅覺的提升，不可言喻（此乃頸部以
上，癌症患者經放射電療後引以為憾的後遺症）。

六.精神元氣的飽滿，現在每天充滿活力，湧現幹勁……等等，其
他林林種種不及贅述。

　　推己及人，在服用諾麗果粉末膠囊的過程中，也推薦予至親好
友，大家一起用心的去體會它，感受它，結果從各地陸續回應了體
驗談，包括糖尿病，痛風，鼻子過敏，高血壓，憂鬱症，老花眼度
數減低，心悸，狹心症，牙周病，胃潰瘍，便秘，減肥，皮膚過
敏，經痛，青春痘，痔瘡，外傷敷用的良效……等。

　　總之， 它對所有疾病的改善效果令人驚喜， 只能說， 諾麗果

是來自大自然的奇蹟，是神所賜予的聖果，是最不可思議的神奇果。我要將這種最具肯定的天然神奇果 —— 諾麗，引介予有緣，有幸的朋友們，能讓我的朋友們更廣泛，更普及的去分享它.

P.S. 本人同意此文可隨意轉載

林和進 39/10/20 生　書于92/11/13

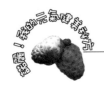

諾麗果的一則奇譚趣事

聯合晚報於民國八十八年二月十二日曾以大標題刊登一則奇譚。其標題為「羅苓果除乳房硬塊？竹市婦人怪病例成話題」。其中內容大綱為：

新竹市63歲曾姓婦人喝了羅苓果汁之後，左乳20年腫瘤流出臭水並且縮小，被省立新竹醫院懷疑為本土性登革熱。

曾姓婦人於20年前發現左乳有腫瘤，硬塊越長越大，到了民國87年間已有手掌般大。她經友人介紹，喝羅苓果汁，經過一個半月，左乳長出兩個小水泡，並流出臭水，臭水有時是紅黑色，有時略呈黃色，觸碰極痛。

左乳巴掌般的硬塊由於每天流出臭水，硬塊逐漸不見，燒也退了，目前只剩拇指指甲般大小。但市府因醫院通報，懷疑她感染本土性登革熱，大為緊張，出院隔天就由里長帶領衛生局與環保局的人員到她住處調查，並證實她並未感染登革熱。

註：羅苓果則為Noni果的翻譯音。

賀女士談諾麗

美國　賀清媛　（Eva Ho）

　　大約在西元一九七五年，我還住在美國加州洛杉磯的時候，有一次匆忙間不慎從樓上二樓的樓梯摔下樓，造成背骨折裂，躺在地上不能動，雖然接受了醫院治療，但是還經常疼痛得連床都上不了，只得躺在地板上睡，連上洗手間都得請人扶著。我因為怕痛，每天都特別請醫師到家中看診，並且請按摩師推拿，後來又看了許多中西名醫，總算好多了。但是只要稍微做一點家事，我的腰就疼得直不起來，我的小兒子非常孝順，每次看到我這種情形就幫我輕輕搥背，我就會感到稍微好一些，但是精神很差，必須藉著長時間的午睡來養神。

　　在一次偶然的機會裡，我見到一位多年不見的朋友，她的膚質變得非常細緻，一問之下，才知道她飲用了諾麗果汁，在愛美的驅使下，我也開始在早、午、晚每天飲用諾麗果汁，當我喝完第六瓶時，有一天因為家裡請客，我把家中的地板和地毯做了大清掃，並且整理了家中的擺設，我突然發現我的腰背沒疼而且精神很好，一點也沒感覺到累，我認為這只是偶然，過幾天後，我就故意多做些較吃力的家事，但是我的腰背一點也不疼痛，我突然發現整整折磨

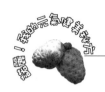

我二十多年的腰疼終於離我而去。我高興的告訴遠在台灣的姐姐這個好消息，起初，我姐姐還不相信，直到她也飲用了諾麗果汁後，才了解我說的是真的，因為她多年的膝蓋疼也因為有了諾麗果汁而痊癒了。

我到香港時，得知羅烈先生身體機能不佳，因而鼓勵他飲用諾麗果汁，他在半信半疑下開始飲用，結果諾麗果汁在他身上很快就感受到明顯的改善，他高興的自願寫下他的服用經驗。可惜的是他因工作關係隨他新婚夫人到深圳定居，由於當時大陸還無法直接取到諾麗果汁，因此後來就服用中斷，加上工作勞累，不幸早逝人間。為此，我還經常自責與惋惜，當時應該想方法替他寄運諾麗果汁，或許，我們還有福看到和聽到他的表演。

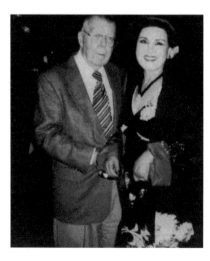

賀清媛女士與海尼克博士合影

影視明星—羅烈生前的自述

羅烈

　　我是拍電影和電視的羅烈：於西元1997年初，在東莞—莞城的一間夜總會工作，由於需要應酬顧客，常常要喝多種不同類的酒和長期的大量抽煙，而且往往忙到天亮時才睡覺休息，由於長期勞累，有一晚正在喝酒時突然休克，馬上由救護車送到醫院，但那時，已經停止呼吸，因缺氧的關係全身亦已發黑，經過醫生大力搶救之下，總算保住了生命，並且住了半個月的醫院，住院期間曾作過全身體檢，得知本人罹患了心肌梗塞和血壓高，必須長期服藥。出院後由於身體虛弱，一走路就氣喘，一直維持到今年一月一日，我在工作時突然感到頭暈、呼吸困難，同事馬上將我送到深圳的孫逸仙心血管醫院，入院後馬上就進入手術室，做心臟導管—通波子（當時我已昏迷不醒人事）。

　　醫生斷定我是血管堵塞，而其中的兩根血管只能用30%，而70%已阻塞，必須另做手術換掉兩根阻塞的血管（但是我始終都沒有做），所以出院後，走路及上樓梯都非常困難，因血管流通緩慢，所以走路時間長就會心臟缺氧，導致呼吸困難。

　　這件事在東方、蘋果及明報雜誌的傳播報導下，當時在美國的

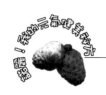

賀清媛（EVA HO）小姐，從明報周刊上看到有關本人的報導，由美國返港後即由明報周刊處聯絡到我，並約見面，EVA瞭解我的病情之後，即送了四瓶諾麗（NONI）果汁給我，並教導我服用的方法，而且告訴我情形很快就會得到改善。

當時我真的半信半疑，世界上的專科醫生全都對這兩種病束手無策，也不能給我一個健康的身體，要靠長期的藥物才能穩定病況，那麼這諾麗果汁難道是神仙水不成？但是她的好意又不好意思拒絕，自己有病，也只好姑且試試，當我喝完第五瓶的時候，神奇的事真的出現了，當我去醫生處檢查時，本來自吃藥後，通常維持在145/95的高血壓，在飲用諾麗果汁後卻降到120 / 85，這是連醫生都感到驚奇的事，而且測試心電圖也很正常，在這短短的一個月中，竟恢復了我未患病前百分之85%的體能，不但可以連續走一個多小時的路，而且爬上六層樓也不會感到呼吸困難，完全和正常人無異。

最令我驚奇的是－－本人因長期服用藥物，已導致性功能衰退，想不到服用諾麗果汁之後性機能亦恢復了正常，到現在我才真正體會到果汁諾麗的神奇作用，特寫此文，說出這真實的事情，希望與大家分享。

後記：

　　羅烈服用諾麗果汁之後身體與性功能均有顯著的進步，再婚後遷居深圳，因為無法繼續飲用諾麗果汁，長期以來身體操勞過度，不幸病逝。

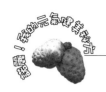

我自己先來當 「白老鼠」

台北市，男，陳x鋒，六十五歲

　　我不是生化學家，也不是醫學博士，更不是保健食品專家，自然也沒有實驗室。我只是去南太平洋經商，在一次偶然機會中，接觸到NONI，並對它感到不可思議的神奇——哪有一種對人體所有的疾病全面都有幫助的東西？於是從2001年1月29日開始到2002年1月12日的一年時間裡。我走遍南太平洋諾麗主要產地10個島國的200多個大小孤島，和原始自然環境的無人島。深入探究諾麗的神奇，實地考察和深入島民家中親耳聽、親眼看，世代飲用NONI的島民，身軀是那麼高大而又強壯、肌肉發達且滿臉紅光。 他們今天還是過著原始部落生活，沒電燈，沒電視，用椰子葉和鮮花遮下體，光著上半身，沒有醫院和藥店。生病、受傷、女人生孩子、碰傷流血，喝的是NONI，敷的還是NONI。我親眼看到NONI對人體的效用真是萬能的！

　　上帝創造了島民，同時又賜給他們聖果——NONI。使他們2000多年來能繁衍不息地健康快樂的生存！使我相信NONI對島民有不可思議的神奇使命。

　　神奇和不可思議的是：一種諾麗怎會使人體不同器官和不同部

位的各種不同疾病都能同時得到改善呢？使我不明究竟。於是我自己先來當 "白老鼠"，服用原汁諾麗果汁，果真靈驗。第一個月後小便困難的攝護腺肥腫消失了。我已患了30多年的多項舊疾，在這三個月裡：痔瘡不再出血了，膽囊炎不再痛了，坐骨神經麻痛消失，今天無論走、站，腿都不再麻痛，肚皮上多餘的脂肪也消除縮小，可以正面躺著睡了，手掌面的「老人斑」也漸漸消失而所剩無幾，臉色更紅光了------精力更旺盛了。我親身的經歷，証實諾麗會全方位調節人體生理機能。生活上的經歷，使我相信NONI會讓我長壽健康。

　　這一年來，我努力收集許多醫學博士、生化博士和學者專家研究諾麗的心得報告。充實了諾麗的科學知識，解釋了諾麗的不可思議和神奇。我對諾麗更加積極和有信心。世上竟然有如此神奇的東西！

　　同時今天世上還有成千上萬失去健康的人，出於愛心，出於對諾麗的激情，我要將諾麗介紹給所有需要健康的人們。讓更多需要健康的人，能藉此更瞭解什麼是「諾麗」。用關心來分享諾麗！

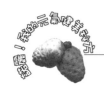

諾麗使我從多年痛苦中解放出來

彰化市，女，丘X美，六十四歲

　　在十二年前，我走在人行道上，卻遭到酒醉駕駛的衝撞，等醒來時才知道已經躺在醫院裡，有輕微腦震盪，同時右手腕和腳踝也有骨折現象，打上石膏住了三天醫院，就回家休養了。

　　但是從此就為此次的意外所產生的後遺症所困擾，最令我痛苦的就是頭痛和右腳踝經常抽筋，尤其當我工作太累或是壓力太大時，頭就好像要裂開似的疼痛，有時痛到嘔吐。我以前喜歡爬山，但是自從發生無妄之災的車禍意外後，右腳就經常抽痛，因此不敢多走路，爬山自然也免談了。身體因缺乏運動而逐漸發福，這十二年來，我體重竟直線上升了十四公斤，體形變得臃腫，整個人意氣消沈，對任何事情都提不起勁來。

　　在這十二年中，我看遍了全台有名的各大醫院，包括西醫、中醫，脊椎矯正師，各種民俗療法，同時我也嘗試過生機飲食和各種食療方法，但都沒讓我覺得完全好轉，雖然我並不希望服用止痛藥，但是常常因為實在忍受不了疼痛而服用止痛藥，長期下來，藥量也逐漸增加，使我開始經常胃痛和腹瀉，因此不得不看醫生，又多加了胃藥和止瀉劑，成了標準的藥罐子，醫生們都說，這是車禍

後的後遺症，無法根治，這使我在心理上和精神上失去了信心，精神沮喪，度日如年。

　　直到我有一次偶然的機會，看到了一本有關諾麗果的書籍「神奇的諾麗」，我就冒昧的請教書的作者張慧敏女士有關諾麗果的資訊，張女士鼓勵我不妨試一下諾麗果汁，因為她知道許多跟我同樣的例子，經過試喝諾麗果汁後，都獲得相當的改善，她並且熱心的介紹我許多品牌的不同配方和進口商的電話，我只抱著「姑且試之」的心態，買了兩瓶，每天早、中、晚各喝30CC，一連喝了一星期，有一天早上感到頭皮發麻，並且有劇烈的頭痛，躺在床上不能起身，但是因為我看過書中所提到「排毒反應」，所以就試著不吃任何藥物強忍下來，一連睡了兩天，除了喝水和諾麗果汁，什麼東西都沒吃。到了第三天，不但頭痛消失了，同時感到精神特別舒暢，直到現在，已經超過一年了，我從未頭痛過，同時腿部的抽痛也消失了，我又開始爬山，接受大自然的洗禮，我早已停掉所有的藥物，每天按時喝諾麗果汁，目前我已經甩掉了十公斤的贅肉，皮膚變得細嫩有彈性，見到我的朋友，幾乎都不敢相信發生在我身上的奇蹟。我在此要特別感謝張營養師給我的正確指引和耐心的解說，當然，神奇的諾麗使我從多年痛苦中解放出來，現在將個人的經驗說出來，大家分享，希望大家能從諾麗果汁中得到健康和喜悅。

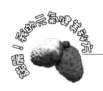

解脫了B型肝炎與惡性貧血的苦惱

台北縣，施X聰 夫婦

　　施先生有B型肝炎家族病史，並且患有嚴重貧血。工作操勞、皮膚乾皺，略顯老態。

　　施太太患有甲狀腺亢進，並於高中時代開過一次刀，生產後因機能低下節結，又開了一次；三年前得了子宮肌瘤，剖腹取出。並患有二級骨質疏鬆症，長期病痛纏身，臉色蒼白，心裡鬱悶！夫婦兩人經常面露無奈神態。

　　使用諾麗七個月後，施先生已沒貧血，B型肝炎指數已下降至正常值。施太太的身體也大有改善。夫婦兩人氣色良好，目前正在持續飲用Noni並且還在逐漸改善中，心情愉快。夫婦兩對未來充滿無限希望。

我對諾麗果汁深具信心，
也推薦給大家使用。

高雄，女，張X君，三十九歲

　　我的家庭很簡單，我的工作是鋼琴老師，先生是名職業軍人，育有一兒一女，生活還算過得去。我和先生因平日忙於工作，忽略了對孩子的照料，以致小孩的健康頻出狀況，而我也因為自我要求甚高，精神壓力太大，導致身體也出現各種不適，諸如：手腳冰冷、經痛、失眠、容易落枕、肩頸部位僵硬、頭暈目眩等，甚至還罹患換氣過度症。兒子則容易感冒、腸胃不佳，女兒也因感冒造成口腔內80％以上潰爛，高燒不退而住院，我曾多次心急的詢問醫生病情以及發生的病因卻得不到明確的答案，好不容易醫生告知女兒需住院治療一星期以上，我一則以喜、一則以憂，喜的是已知治療所需時間，憂的是工作上無法向學校及學生家長交代，而先生休假有限，根本無法解決許多問題，正在慌亂之際，先生建議用Noni果汁給女兒喝，抱著姑且一試的想法，一天四次讓女兒飲用，神奇的是在住院第三天女兒就已好了90％，並且可以辦理出院。

　　至今我二個孩子已鮮少生病，我和先生也食用Noni果汁，現在我身體的不適已一一消除，先生也瘦了六公斤。因此我對諾麗果汁深具信心，也推薦給大家使用。

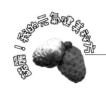

小型肌瘤已經消失了

台北市，女，徐X嘉，四十五歲

　　早在十年前我就開始注意到我的四肢及軀體開始長了些許有如綠豆般大小的顆粒，因為不痛不癢，所以也沒加注意，可是到現在，這些綠豆般大的顆粒，逐漸長大成蠶豆般大小，因此影響到我的動作，有時感到身上有硬硬的顆粒而不舒服。我先後去了幾家有名的大醫院，看診的結果是得了一種良性的肌瘤，唯一的方法就是開刀拿掉，但是無法斷根，以後還可能再長出來。因為身上有幾十粒大大小小的肌瘤，一時也不知該開刀先拿掉那一些，同時工作又忙，所以一直拖延沒去醫院。前一陣子，我因不小心在燒菜時被熱油燙傷了右臂，我朋友送我一瓶諾麗果汁，教我輕輕塗抹在起泡破皮的傷口上，並且每天早晚空腹服用幾口諾麗果汁。結果傷口不但不疼了，不到三天，新皮很快的就長出來，並且未留任何疤痕。在飲用諾麗果汁的期間，正是我月事來的前幾天，通常月事來時我都會小腹痛，必須吃止痛藥才行，可是這次居然一點都沒痛，真是奇蹟。為了每月能免除經痛，我就繼續飲用諾麗果汁，經痛的苦惱，從此就不藥而癒了。更神奇的是我無意中發現應該開刀割除的肌瘤數量也減少了，許多小型肌瘤已經消失了，而大型的那些也逐漸萎

縮變軟變小，許久不見的朋友都發現我變了，變得皮膚亮麗，神采奕奕，精神煥發。當他們問我是不是去做了整容手術，或是做了脈衝光，我都會大聲的告訴他們——「是喝了諾麗啦！」。

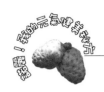
罹患痛風不到兩個月的時間，
竟完全不痛了

台南，女，何X齡，四十五歲

　　我在一家海產公司當作業員，因為需要長時間站著，影響到身體的健康，並且於八年前罹患了痛風，每天關節痛得吃不下也睡不著，因為在初期沒有做血液檢查，所以不知是尿酸過高，最後在朋友的建議下才到醫院做抽血檢驗，因而才判定得了痛風，必須長期吃藥來控制病情，可是西藥吃多了對腎的負擔很大，但是不吃又會開始痛，直到朋友介紹我服用諾麗，剛開始吃的時候關節痛得很厲害，我忍著身體的不適繼續食用，大約三個星期後，我身體的症狀一天比一天改善，不到兩個月的時間，竟完全不痛了，走起路來變得好輕鬆，也不再一跛一跛的走了。

肺癌末期幾乎好了，連醫生都感到驚訝

台北市，女，張X玉，六十八歲

我不吸煙，也不喝酒，平日起居作息非常正常，但是不知為何，我竟患了肺癌，一年前我只是因為經常咳嗽，長期在小診所治不好，才到榮總做檢查，結果不幸發現已經進入到肺癌末期了。醫生建議我不要開刀切除，只使用干擾素來治療，但是病情還是持續的惡化。

有一位在醫院認得的肝癌病患他告訴我：他自從飲用了諾麗果汁之後，病情有了很大的好轉。在半信半疑之下，心想「既然是果汁，喝喝看也不妨，反正沒什麼好顧慮的」。開始飲用時，因為怕有所謂的「排毒反應」，所以每天只喝30cc，結果沒有什麼感覺，就開始逐漸加量到每天早、中、午、晚，四次，每次30cc，半個月後，我開始發現我不再掉髮，而且似乎又長出新的頭髮來了，同時食慾增加，體力也恢復了許多，最令人驚喜的是我肺部的陰影，經過X光檢查後，幾乎看不到了，連醫生都感到驚訝，我現在還在繼續使用干擾素治療，但是我確信諾麗果帶給我更大的健康，我會繼續的飲用它。值得一提的是，那位介紹我喝諾麗果汁的肝癌朋友，如今已經完全康復了。

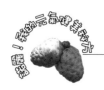

頸上的腫瘤變小了

台北縣，男，馮 X翔 ，六十八歲

　　我經常喉嚨痛並且有發燒的現象，便找了一般的耳鼻喉科拿藥，可是一直都沒好，因此到長庚醫院做檢查，才得知在淋巴腺的地方長了一顆肉瘤需要立刻開刀，經過化驗後知道是換了甲狀腺癌，開刀後又連續做了化療和放射線治療，身體變得非常虛弱、免疫功能降低，經常感冒發燒，最令人難過的是，去年我的頸部又長出了一個瘤，但是醫生不贊成開刀，因為怕傷及頸動脈，當時只覺得晴天霹靂，死期將近，不知如何是好，感謝我的一位好友，不斷給我鼓勵並且送我幾瓶諾麗膠囊保健品，經過服用不到半年，原本頸上的腫瘤現在變小了，身體的抵抗力也增加了，就連醫生都認為不可思議。我知道健康食品不是仙丹，必須長時間服用去印證它的好處，但是諾麗給了我新的希望。

諾麗讓我充分了解了平日保健之道

彰化，男，何X啟，五十五歲

　　我因為經商之故，時常需要喝酒應酬，生活起居不太正常。半年前我的腰脊和膝蓋關節突然發痛，不論站著或是坐著，都感到非常不舒服，到醫院檢查後發現，我的尿酸值竟然高達8.7，疑似痛風症狀，雖然酒少喝了，肉類也減少食用了，但是並沒有改善。直到朋友建議我飲用諾麗果汁和諾麗茶葉，我的痛症居然很快的就減輕了。以前我不能坐或是站立超過半小時，現在無論是坐或是站立，都已不再受到時間的限制了。當然，我的尿酸值也已經降到7.0了。

　　唯有真正痛過後，才知道健康比財富重要得多了，諾麗讓我充分了解了平日保健之道。

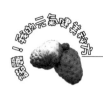
諾麗果汁讓我的血糖值穩定

台中市，男，吳X東，七十五歲

　　我在五十歲時就得了第二型糖尿病，前後已有二十多年的病史了，因為平日很注意飲食調養，所以還能維持只吃降糖藥物，而不必打針的狀況。可是去年三月間，我逐漸感到心煩氣燥，並且非常疲倦。經過醫生診斷後，發現血糖值升高達到300多，於是建議我每日施打胰島素針劑，我因為怕痛、怕麻煩，並沒有接受他的建議，只是將口服降糖藥的劑量增加到最高限度，但是血糖也只能降到160左右。直到去年年底，經朋友介紹我喝諾麗果汁後，在短短的兩個星期中，我的血糖居然降到110了（藥量沒減），其後我的血糖值也曾經有上升到180的紀錄，但是隔天就很快就下降了。我一直堅持每天服用60cc 的諾麗果汁，我目前的血糖值已經很穩定的維持在100~110左右，同時醫生開的降糖藥之劑量也逐漸減少。

改善便秘，並且成功的減重12公斤

台南，女，林X琴，四十九歲

　　我長期以來都有便秘的毛病，往往三五天都無法順利排便，經常如廁時間長達半個多小時，還是無法排便，因此有腹脹和口臭的現象。雖然嘗試了各種緩瀉劑、通腸劑以及大腸水療法等，但都是治標不治本，肚子經常有硬硬的宿便感。

　　後來聽友人說起諾麗果汁的廣泛功效，因此也好奇的試用，第一天早上我空腹喝了60cc 的果汁和一杯加有多種礦物質的溫水，下午我又以同樣的方法飲用了一次，到了下午奇蹟似的，我居然開始排便，並且非常順暢，排便量之多，實在令人難以置信，心想我體內怎麼存有這麼多的廢物，真是可怕呀！所幸我飲用了諾麗果汁後，從此解決了我的便秘問題，如今我每天都能正常排便，身體感到非常輕鬆自在，口臭的問題也沒有了。最令我驚喜的是我一向體重超重，是個小象族成員，服用諾麗果汁後，我的食量很自然的減少了，在不知不覺下，半年內體重自然減了十二公斤，而且皮膚也變得細嫩有光澤，見到我的朋友都很驚訝我的改變。諾麗果汁使我變得又美麗又有自信。

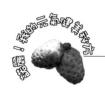

皮膚乾燥和發癢的症狀消失了

花蓮，女，何X蘭，三十七歲

　　我母親患有輕微的糖尿病，後來接觸到諾麗果汁後，血糖值恢復到100左右，不必服用降糖藥物而只需靠飲食控制就可以了。

　　因此我母親非常相信諾麗果汁的功效，常常鼓勵她的朋友飲用。在母親堅持下，我也每天用諾麗保健，起先我並沒有在意到身體的改變，後來因為同事的提醒，好像我的皮膚變得細嫩有光澤，臉色紅潤，與人相處比較有耐心，同事都說我變得有活力了。我這才發現，以前我皮膚乾燥和發癢的症狀消失了，平常睡覺時容易驚醒，醒來後就不易再睡，而現在則睡得很沉穩，可以一覺睡到天亮。此外，我的血液循環不太好，一向手腳冰冷，飲用諾麗果汁後，手腳冰冷現象也獲得了改善。

肝機能已恢復了正常

嘉義，男，柯X民，四十五歲

　　我經常喝酒、抽煙，加上熬夜、生活不正常，常感到疲倦。醫生檢查出我有脂肪肝，並且有肝硬化的趨向。朋友好心勸我喝諾麗果汁，因為味道不好，我盡量一口氣把一天90cc的量，一次喝完，結果喝完後的第一天，全身就出了許多紅疹，並且整天昏昏欲睡，因為聽說這是肝不好的人最初喝諾麗可能出現的反應，所以反而有了信心，繼續喝諾麗果汁，只是改成每天早、中、晚各30cc間隔服用。到了第四天，我突然感到神輕氣爽，不再感到疲倦，所以就繼續服用，三個月後，我發覺我喝酒的慾望減低了，而且煙也從每天兩包減到了每天只抽半包，最令人高興的是我的脂肪肝已經好了，肝機能也已恢復了正常。

　　我重新規劃了我的生活方式，那就是不再酗酒、抽煙和熬夜，每天服用諾麗。

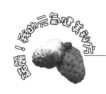
隨時想死的憂鬱病患變得心情開朗

台北，女，錢X珍，五十四歲

我在更年期時，得了憂鬱症，雖然丈夫很體諒愛惜我，孩子們也都是功課好又孝順，但是我看什麼都不順眼，脾氣暴燥，經常無緣無故的罵人，事後又後悔哭泣。有時一睡就是好幾天，懶得起床，在家也不想換衣服，每天就穿件睡衣坐在椅子上發呆，朋友來看我，也不想理，自覺人生乏味，不如死了了事。經常幻想各種自殺的方法，並且準備好隨時施行。就在此時，好友送來一箱諾麗果汁要我答應一定要喝，我在她幾乎強迫下喝了第一杯諾麗果汁，奇怪的是當天晚上，我心情顯得非常平靜，就連第二天起床後，精神也很舒適，於是就自動的又喝了一小杯（大約60cc）的諾麗果汁，到了中午，我居然開始打扮起來準備外出吃飯逛街，這可是近半年來鮮有之事。自從飲用諾麗果汁之後，我的精神狀況一天比一天進步，先生和孩子絕對不會讓我忘了喝諾麗果汁，我每天早、中、午、晚各喝30cc，連續喝了兩個月後，我從整天煩燥鬱悶、不修儀容、隨時想死的憂鬱病患變成了心情開朗、做事積極、追求時尚的好太太、好媽媽。諾麗果挽回了我的下半生，它給了我們一家和樂和幸福。

發現前額的禿頂，居然長出細小的絨髮

台南縣，男，翁X啟，四十七歲

開始服用諾麗果汁已經有半年了。每日維持早、晚空腹服用30cc的量，並且配上一杯蕃茄汁一起飲用。我發覺自從喝了諾麗果汁之後，我每天都睡得很沉，起床後比以前更有精神。以前我患有輕微的血壓高，現在已經完全正常，不用服藥了。前些日子，我發現前額的禿頂，居然長出細小的絨髮，這真是令人驚喜，目前我還是繼續飲用諾麗果汁，希望身體能保持現有的狀況，甚至會更好。

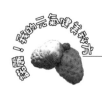

諾麗果使我恢復了往日的精力

台北市，女，高X美，六十一歲

　　我患有心肌梗塞缺氧的毛病已經多年了，因此無法做較為吃力的工作。醫生所開的藥物，從來不敢間斷。有一天在電視節目上，看到了有關諾麗的健康報導，才知道諾麗果對健康的好處，於是就開始飲用。起初因為它的味道不太好，就以果汁和黑糖調配後飲用，後來習慣了諾麗果的特殊味道，就直接飲用，並且在飲用前都會先喝一杯溫水。最初的前三星期我每天只喝一次，每次30cc，之後，我增加到每天2-3次，同樣維持每次30cc的用量，我逐漸感覺到當我上下樓時，不再會氣喘，外出購物也不感到累，晚間也不再失眠，早上起床後精神充沛，心情愉快，諾麗果使我恢復了往日的精力。

鼻子過敏自從每天喝諾麗果汁後現象就少多了

新竹，女，郭X玲，十五歲

　　我每天早上一起床，媽媽就會讓我喝一杯溫水和兩大匙的諾麗果汁，因為我以前鼻子會過敏，經常打噴嚏，自從每天喝諾麗果汁後，這種現象就少多了。有一次我飼養的鵪鶉互相打架，有一隻頭上的羽毛都被啄光了，皮破血流，蹲縮在籠子角落，閉了眼睛喘息，已經奄奄一息了，我就將諾麗果汁直接塗在牠的傷口上，並且用滴管餵牠喝諾麗果汁，不到半天，牠居然能站起來了，我繼續給牠擦諾麗果汁，並且在牠喝的水中也加入諾麗果汁，牠恢復得非常迅速。因為牠常被其他的同伴欺負，所以就讓牠獨自住一個籠子，過得很愜意，除了成為禿頭鳥之外，牠是一隻很會生蛋的好鳥，牠生了好多的蛋，我將它們煎來吃，味道很好，就算是牠回饋我的救命之恩吧。

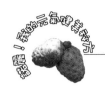
糖尿病患莫大的福音

高雄，男，高X民，六十一歲

　　我是屬於第一型的糖尿病患者，從二十多歲起，就得靠藥物控制，後來就必須每天施打胰島素，兩年前我的血糖值變得很難控制，有時血糖值較高，甚至達到380，但有時卻又降到70以下，這種現象非常危險，我每天必須經常測量血糖質。同時我的視覺開始有些模糊，腳也常會浮腫，醫生說這都是糖尿病所引發的後遺症，必須更嚴格的控制飲食。我自覺已經很遵守食療的規範了，平時幾乎嚴禁甜食，米飯類也吃得很少，我也服用各種的健康食品，可是還是無法控制血糖。

　　當我閱讀到有關諾麗果的書籍後，立刻買來試用，開始服用的前一星期，我身體非常疲倦，並且有腹瀉現象，我想這可能就是所說的「排毒反應」所以堅持繼續每天早晚各服用60cc，連續飲用了兩星期後，我發覺我的精力突然增加了，平時做事也不再感到疲倦，思考能力也變得靈活，同時血糖值也逐漸平穩，腳腫的現象也消除了。雖然我還得每天施打胰島素，但是醫生已減低了劑量，這對一個長期的糖尿病患，已經是莫大的福音了。

小型牧羊犬後腿骨折癒合了

台北市，女，劉X玲，三十五歲

　　我飲用諾麗果汁已經有三年了。最初服用的目的是希望改善我的花粉過敏和鼻塞的現象。服用後不到三個月，不但過敏現象消失了，而且鼻塞也不藥而癒，因此每日早、午各服30cc 諾麗果汁，已成為我日常生活的一部份了。

　　有一天，我家從小養大的小型牧羊犬，不幸從二樓陽台跌落到地面，後腿骨折並且有內出血的現象，躺著不能動。醫生用石膏固定了牠的腳，但是不敢確定能醫好牠的內傷。回家後我想既然諾麗對人有一定的功效，不妨也給狗狗試試，於是試著把諾麗果汁拌在牠的飼料中，或是牛奶中餵牠。可是因為味道不好，牠拒絕吃，後來我就去買膠囊式的諾麗，再用肉包起來，結果牠很快的就把用肉包住的膠囊吞下肚子，我就一次餵牠六粒諾麗膠囊，每隔三小時餵一次。

　　第二天，早上起來，看見牠居然站著向我搖尾巴，我真是高興極了，就繼續給牠吃諾麗膠囊。受傷後的一星期，我們再度去看獸醫，醫生簡直不能相信牠的腿骨已經癒合了，並且內傷也痊癒了，醫生問我給狗狗吃了什麼神奇的東西，我回答說「諾麗果與愛心」。

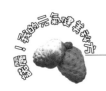
諾麗果汁讓我們全家恢復往昔的健康

台北縣，女，林X美，二十六歲

　　一年前父親發生了交通意外，昏迷了將近一個多月。清醒後四肢無力，我和母親為了攙扶他上洗手間和洗澡，先後都得了腰和肩膀酸痛的毛病，結果經朋友介紹飲用盛產於夏威夷的諾麗果汁後，我和母親的酸痛情形就逐漸好轉了。母親就讓父親大量服用，每天早、中、午、晚各喝60cc，結果父親的病竟然短短的一個月間，大有改善，在持續服用一個半月之後，他已經不需要別人攙扶，就可以自行走動了，感謝諾麗果汁讓我們全家恢復往昔的健康。

胃潰瘍奇蹟似的好了

台中，男，吳X棟，四十六歲

　　我患有多年的胃潰瘍，經常胃痛，並且常有噁心嘔吐溢酸水的現象。服用了許多種藥物可是都不是很有效果，有時甚至痛到必須暫停工作。去年五月間，我被派至斐濟島出差，和當地的人士用餐時，我的胃潰瘍突然發作，臉色變得慘白，我只好告訴他們我有胃病，結果他們就拿給我一瓶褐色的果汁叫我飲用，其味道實在不好，但是不好意思拒絕他們的好意，就勉強嚥下去了一半小杯。結果不到半小時，胃痛居然好了。好奇之餘，立刻打聽這是什麼果汁，結果才知道這是他們當地住民家家戶戶都有的保健飲料諾麗果(Noni)，臨行回國時，他們送了我好幾瓶，我就每天服用約100cc，結果我胃潰瘍奇蹟似的好了，唯一不同的是飲用諾麗果汁的止痛功效是漸進的，比起藥物立即止痛效用要緩慢些，但是服用止痛藥後，身體會有疲倦感，而飲用諾麗果汁止痛時，不但身體不感到累，反而變得精力充沛，身體感到輕鬆愉快。後來我知道台灣也有地方可以買到諾麗果汁，從此成了諾麗果的忠實愛用者。

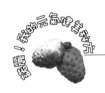

早上身體不再僵硬

彰化，男，劉X勤，四十六歲

　　我是一個建築工，每天都需要靠體力工作，兩年前我的身體感到十分沈重，尤其是早上要起床時，身體感到非常僵硬，必須躺在床上轉動好一會兒，才能起身。上工的時候，有時肩膀發麻，拿不了重東西，我非常緊張，因為我必須工作養家。後來我的朋友介紹我一種他自己種植的諾麗果，用果汁機打碎後飲用，並且飲泡諾麗葉製成的茶，不到一個星期我肩膀不再發麻了，並且早上身體也不再僵硬，我朋友告訴我這種諾麗果現在非常受大家重視，具有很好的保健功效。

血壓已經正常，頭昏現象消失，並且記憶力和思考力也增強了許多

花蓮，男，張X棟，六十七歲

我的見證是飲用諾麗果汁三個月後，我的體重從五十三公斤增加到六十四公斤，因為我身高有171公分，嘗試了各種方法增重，都無法達到目的，自從喝了諾麗果汁後體重就不知不覺的調升了。同時我的血壓比一般正常值較低，常常感到頭昏，四肢無力，精力無法集中，飲用諾麗果汁，每日早晚各30cc後，血壓已經正常，頭昏現象消失，並且記憶力和思考力也增強了許多。

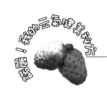

鼻塞毛病、血壓高、頭痛，都不藥而癒

台北縣，女，劉X玲，四十二歲

　　我自小體弱多病，經常因為小小的感冒而引發扁桃腺炎。咳嗽、鼻塞、頭痛更是經常的事。血壓不甚穩定，常受情緒的影響而升高，醫生常勸我要放鬆心情，並且開了抗憂鬱的藥給我吃，但是並沒有太大的改善。半年多前，騎機車時不慎跌倒了，右手腕和右腳踝嚴重扭傷，紅腫疼痛，去醫院掛急診，照了X-光片，還好沒有傷到骨頭，醫生就開給我止痛、消炎和胃藥給我。一星期後，紅腫得更厲害，就去看了中醫傷科，醫生說扭傷到筋和韌帶，並有發炎現象，至少需要兩個月才會好。我同事見我走路一瘸一瘸的，很痛苦的樣子，就送了我一瓶諾麗果汁，要我早、中、晚各喝30cc，並且睡覺時用棉花沾諾麗果汁後用紗布纏在痛處，結果第二天起身後，手腳的腫就消了很多，疼痛也減輕了許多。大約十天後，我的扭傷幾乎恢復了，我的中醫生很高興，說以我的傷可算是恢復得非常快了。我並沒有告訴他我喝了諾麗果汁。大約不到兩星期，當我把一瓶諾麗果汁全喝完了之後，我突然發覺我在這兩星期內沒有頭痛，也沒有咳嗽，血壓也一直正常，精神和心情都非常好，因為除了喝了諾麗果汁之外，我生活飲食起居都跟往常一樣，所以我確定是諾麗的功效，因此，又請朋友代買了幾瓶諾麗果汁飲用，半年的

時間裡，我的鼻塞毛病、血壓高、頭痛，都不藥而癒，心情開朗了
許多，早已不必吃抗鬱的藥了。我現在還在繼續喝諾麗果了，只是
改成早、晚各30cc而已。

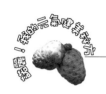

不但恢復了體力，並且解除了頻尿的現象

高雄市，男，陳X寬，七十四歲

　　去年冬患了流行性感冒，不幸引發了肺炎，在醫院住了十八天，出院後身體變得十分虛弱，雖然吃了許多補品仍然沒有太多效果，體力一直很差。後來看到電視台的健康節目介紹諾麗果，才打聽到購買的地方，抱著好奇的心開始每天服用30cc。

　　飲用後的第二天，身體就覺得輕鬆多了，晚上睡得很沉，白天就不覺得睏倦，同時食慾也增加了。連續服用半年後，不但恢復了體力，並且解除了頻尿的現象，同時血液循環改進了不少，不但不再怕冷，腳腫的現象也消失了，目前已將諾麗果汁做為每日的必需保健飲料。

發現我耳後的肌瘤縮小了

屏東，女，詹X英，七十一歲

我右耳後根長了一個良性肌瘤，每次長到大約如一粒荔枝大小時，醫生就替我開刀拿掉，因為每次手術都很順利，所以在十幾年間，總共開過了七次刀，這次耳後的瘤又長到該動手術的大小了，但是醫生說我年紀大了，耳後的疤太多，最好不要開，因為肌瘤並不太影響我的作息，只是睡覺時偶爾有些感覺而已，所以也沒有理會。

後來因為朋友介紹我喝諾麗果汁來改善我失眠和體力不足的情形，我只喝了一星期，就開始有了明顯的改善，我睡得時間雖然一樣，但是很深沉，所以起身後精力充沛多了，因此可以常常外出，跟朋友們一起作健身操聊天，吃飯。日子過得比以前輕鬆愉快多了。

我每天固定早晨空腹喝兩湯匙的諾麗果汁，半年後，我突然發現我耳後的肌瘤縮小了，大約比一粒蠶豆還小，而且很柔軟，不仔細摸都摸不出來，這真是意外的收獲。

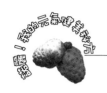

燙傷處三天就完全好了

台北縣，女，錢X珍，三十四歲

　　我飲用諾麗果汁已經有一年了，最初是用來調理我經期時生理的不適，後來因為感覺到我的皮膚變得很嫩，所以就一直喝諾麗做為保養之用。並且也買了含有諾麗的化妝品和護髮乳使用。同事們都說我變得越來越亮麗了。有一次，我做晚餐時，右手不慎被深油燙傷，我立刻用諾麗果汁塗抹，並用紗布吸滿諾麗果汁後蓋在傷處，且用保鮮膜纏好固定。第二天早上起來，傷口不但不痛，並且也沒有紅腫起泡。我又如法敷用了幾次諾麗果汁，燙傷處三天就完全好了，也沒有留下任何疤痕。我將諾麗果汁介紹給一位患有異位性皮膚炎的朋友使用，他也是外用和內服，皮膚乾燥發癢的情形改善了許多，也成了諾麗的愛用者。

胃痛的毛病不藥而癒

基隆，女，張X芳，四十六歲

我服諾麗果的最初原因是為了改善我長期偏頭痛的毛病，不到一個月，我就發覺諾麗的效果實在驚人，因為我已經停止服用止痛藥了。同時我胃痛的毛病也不藥而癒。我的幾個朋友也有服用諾麗的經驗，一位朋友的女兒因為服用和用諾麗果汁敷臉，結果令她煩惱的青春痘消失了。另一位罹患子宮卵巢囊腫的同事，連續飲用諾麗果汁半年後，去醫院做定期檢查時發現原本四公分大的囊腫已經完全消失了。另一位患有痛風的男同事，飲用諾麗果汁後，情況也改善了不少。另一位患有癌症且作化療的朋友，飲用了諾麗果汁後，食量及體力增進了不少，並且又長出了濃密的頭髮，諾麗的好處，我已經親自看到許多的見證，我完全信服了諾麗的自然保健功效。

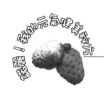
我的頭髮真的變濃了

台北市，女，蔣X珠，七十二歲

　　我的女兒給我買了一箱諾麗果汁，我喝了一口，幾乎想把它吐出來，味道實在不好。可是為了不想掃女兒的興，也知道她的孝心，所以就勉強喝了。其實我身體一向硬朗，除了記憶力沒有以前好，眼睛常感覺乾澀之外，沒有什麼大毛病。自從每天早上喝30cc的諾麗果汁後，不到一個月，自覺自己記憶力加強，眼睛也不覺得發乾了。

　　有一天我去美容院燙頭髮，結果多花了比以往多出一倍的時間，我就問經常為我吹髮的美髮師，為什麼花了那麼多時間上捲子，美容師說「因為你長出了許多新的短髮，和老的頭髮混在一起，長短不齊所以很難上捲子」，回家後我才注意到我的頭髮真的變濃了，而且比以前較有彈性和光澤，更神奇的是長出的新髮居然還是黑色，我立刻把這件事告訴女兒，女兒的高興自然不下於我，她的孝心得到了回應。

免除生理痛的煩惱

台中，女，黃X蕙，三十八歲

　　自從我有月事開始，就一直有生理痛的毛病，求學期間，常常因為生理痛，不得不請假休息。看遍了中、西醫，都無法真正解除下腹的生理痛。只有靠熱敷和吃止痛藥。曾經有人告訴我說結了婚或生了小孩子以後會好轉，但是我早已是兩個孩子的媽了，可是還是無法排除生理期小腹的強烈抽痛。

　　直到飲用了諾麗果汁之後的第一個月開始，生理期的各種不適居然消失了，真是不可思議。我每天早、晚各飲用諾麗果汁30cc，開始的前幾個月，月事來的週期有些混亂，而且月事的來量時多時少，但是到了第四個月，就恢復到正常的一般量和週期了。如今我一直繼續每天飲用諾麗果汁，只是用量減少了一半，也就是早上15cc，晚上15cc，我發現這樣的用量，就能維持我正常的體質，免除生理痛的煩惱。

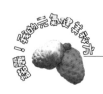

諾麗果汁帶給我讀書的樂趣與信心

台北市，男，何X顯，十七歲

　　我父母都是諾麗的愛用者，因為父親的糖尿病和痔瘡以及母親的氣喘病都因為每天喝諾麗而變好了。她們也一直鼓勵我喝，但是因為它的味道不好，我一直拒喝，直到因為功課壓力太重，經常緊張失眠，因此記憶力和反應力變得很差，才勉強遵照父母的建議，每天早上空腹喝一小杯諾麗果汁。結果當天就能精神集中，上課時不會分心打瞌睡。晚上也能睡得很熟，因此從第二天起就自動自發的飲用諾麗果汁，從未間斷過，如今才短短的一個月，我在學校的成績有明顯的進步，同時心情也輕鬆許多了。諾麗果汁帶給我讀書的樂趣與信心。

十幾粒的纖維瘤，有的已經完全消失了

台南，女，何X玉，四十六歲

　　我服用諾麗六個月的經驗是我背上和手臂上長的十幾粒的纖維瘤，原本有如葡萄般大小，有的已經完全消失了，剩下的已經縮到只有米粒般大小，並且變得很軟，不仔細觸摸則很難查覺。同時我多年所患的牙週病，本來要動切割手術的，現在已經好了，再也不必受醫牙的痛苦，真是讓我在精神上和肉體上大大的解脫。

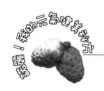

諾麗果汁成了我家必備的保健品

高雄，女，楊X珍，三十八歲

　　我曾在電視台看到有關諾麗的報導，後來又看了有關諾麗的書籍，但是都不知道去那兒買，後來在報紙上看到賣諾麗果汁的廣告，就立刻郵購買了一箱從南太平洋島國生產的諾麗果汁。

　　我十一歲的兒子患有鼻竇炎，經常流濃濃的鼻涕，看了許多醫生，都沒有醫好，我先生則有神經性皮膚炎，而我自己常感到腰酸背痛。結果我們全家喝了諾麗果汁不到一個月，所以的症狀都減輕了。我兒子因為不喜歡它的味道，拒絕喝，可是我答應給他買新電腦遊戲，他才勉強喝的，開始幾天，他的鼻涕流得比以前更多更濃，但是一星期後鼻涕就變清變少了。兒子告訴我現在頭腦變得好清晰，記憶力也增強了，在校成績也進步了許多。現在，他每天都自動自發的喝諾麗果汁，更不需要任何賄賂了。諾麗果汁成了我家必備的保健品。

咳嗽和氣喘的情況幾乎得以控制

嘉義，男，傅X華，十二歲

從小體弱多病，經常感冒、發燒，(平均每個月至少感冒兩次)，並且得了慢性氣管炎和氣喘的毛病。尤其是冬季時，往往氣喘發作得送醫急診。自從早晚各飲20cc的諾麗果汁後，氣喘發作的情況逐漸減少，並且發作時的症狀也減輕很多。連續服用八個月後，咳嗽和氣喘的情況幾乎得以控制，並且連續六個月未曾感冒過，學校的功課比以前進步許多，以前不能上體育課，現在能跟同學一起上，並且還能做劇烈運動，連老師都為他的神奇康復的情形感到欣慰。

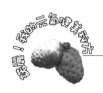

使我恢復了健康，讓我能安心的工作

彰化，女，何X麗，三十五歲

　　我因長期打電腦的關係，肩頸經常感到僵硬痠痛。跟我一起打電腦的同事，大都患有同樣的毛病，所以也沒在意，大概這是一種職業病吧。可是後來我的右手痠痛得幾乎不能動，同時尾椎骨處有時也痛得不能直起腰來，醫生說是得了網球肘和坐骨神經痛的毛病，需要至少半年以上的復健治療，因為我工作壓力很大，無法配合去醫院做每星期三次的長期復健，只有忍痛上班，幾乎弄得身心疲憊，這時公司同事因為飲用諾麗果汁解除了他肩頸僵硬和偏頭痛的毛病，就介紹我飲用，在姑且一試的情況下，我開始早、晚服用30cc的諾麗果汁，第二天我就感受到我的痛症減輕了，高興之餘，就自行加量到每天早、中、午、晚各30cc，也就是每天喝120cc，結果奇蹟似的，連續服用了兩個星期，手腕和腰椎就不再疼痛，肩頸也感到輕鬆不少，同時我多年的便秘情況也解除了，真是意外的驚奇。我現在已經改回每天早晚各飲30cc，每日60cc的量，我會持續飲用諾麗果汁，因為它的確使我恢復了健康，讓我能安心的工作。

服用諾麗不到半年，我肝硬化的情形已好轉多了

台中，男，劉X和，五十八歲

　　五年前我曾因患C型肝炎住院治療，病癒後，仍然時常感到勞累。兩年前身體更是不濟，除了疲倦之外，還有腹脹和腳腫脹的現象。經醫生診斷為肝硬化。雖然用藥物治療，但是效果不大。我在病急亂投醫的情形之下，只要是朋友介紹的醫生，無論是中、西醫或是民俗療法，甚至嚐試了尿療法和斷食法都沒有太多的改善。家中買的保肝食品更是琳瑯滿目，可是腹脹、水腫、口苦的現象依然存在，由於精神不濟，想做的事沒有體力去做，整個人陷於絕望的深淵，脾氣變得暴燥易怒。直到朋友從屏東拿來許多諾麗的葉子和果子叫我試用，葉子拿來煮水當茶喝，果子則用打果汁機加上鳳梨和蘋果打成果汁飲用。結果試喝的第一天，就開始瀉肚，本來不敢繼續喝的，但是瀉了一天之後，突然感到水腫和腹脹的情形好了許多，所以又繼續服用，一連瀉了三天，可是感覺到病情一天比一天有進步，到了第四天，身上起了許多紅疹，就沒敢繼續喝，可是兩天後紅疹消了，我又重新繼續飲用諾麗茶葉和打諾麗果汁，結果並沒有產生腹瀉和起紅疹的現象，我就繼續服用了一星期，結果口苦、水腫的現象消失了，食慾大增，精神和體力也好多了。

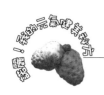

　　我又從朋友處拿了許多諾麗葉子和果子服用，後來知道市面上也賣諾麗果汁，就買現成的飲用，到現在我喝諾麗之習慣已經養成，每日早晚各喝20cc，同時兼飲諾麗葉茶。我是最好的諾麗見證者，因為服用諾麗不到半年，我肝硬化的情形已好轉多了。現在面色紅潤，臉上的黑斑也消失了，最重要的是，我恢復了精力，對事情重新發出積極的活力，不再怨天尤人，精神愉快，心情開朗。我把我吃諾麗的經驗告訴了我一位患脂肪肝的同事，結果他也用相同的方法降低了脂肪肝。

自知錯誤理虧，答應不再偷喝諾麗果汁

宜蘭，女，李X琳，四十五歲

我因為晚婚的關係，直到四十歲才生了一對一兒一女的雙胞胎，但是因為早產的關係，他們身體並不好，免疫力很差，經常感冒發燒。後來聽說諾麗果汁可以增強免疫機能，就買來給孩子吃，我用30cc的諾麗果汁加到一杯的蘋果汁中給他們喝，兩個孩子都很愛喝，我就早、晚各給他們喝一次。結果姐弟倆真的很少感冒發燒了。我先生得知諾麗的功效後，就偷偷喝孩子的諾麗果汁，結果他的性慾大為增強，變得不安于室，經常到外面打野食，被我知道後，跟他大吵一頓，他自知錯誤理虧，答應我不再偷喝諾麗果汁了。

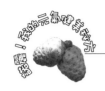

諾麗葉茶，像是奇蹟似的，讓我免受開刀之苦

斗六，男，高X裕，六十四歲

　　我患有脂肪肝已經二十多年了，後來變成了肝硬化，最近住院檢查，發現得了肝癌，因為我有嚴重的糖尿病，同時心臟也不好，醫生一直無法決定是否要立刻開刀，就在這時，朋友介紹我喝用諾麗葉和莖製成的茶，沖泡來喝，其味道有些像青草茶，我就把它當成日常飲料，當開水喝，起初喝的幾天，我整天嗜睡，皮膚出現紅疹，並有輕微的腹瀉現象，過了兩星期後，我自覺精神好轉很多，而且食慾大增，也沒有腹脹的現象。大約在我連續喝了兩個月的諾麗葉茶後，再去醫院檢查，醫生很驚奇的問我吃了什麼藥物，因為肝癌的陰影消失了，同時血糖質也下降到正常值，我告訴醫師說我只是喝了諾麗葉茶，醫生說「那就繼續喝喝看吧，目前不必開刀了」。

　　我要告訴大家的是，我已經喝了八個月的諾麗葉茶，身體一天比一天好，醫生確定我的肝癌消失了(至少是得以控制)不必動手術，只需按時追蹤就行了。而我的糖尿病雖然還有，但是已經從服用最高劑量的降糖藥而減到最低量了。諾麗葉茶，像是奇蹟似的，讓我免受開刀之苦。

不可否認的是諾麗果汁帶給我快樂和享受

基隆，男，林X棟，三十八歲

從小我就是在富裕的家庭中長大，當兵退伍後經商也頗順利，為了生意的需要以及個人的嗜好，經常出入聲色場所，不幸染上了淋病，雖然經過醫治，但還是經常復發，同時性功能並不如理想，經朋友介紹嚐試喝諾麗果汁後，不但性病好轉，不再復發，而且性功能大增，功效比「威而剛」好多了，不但持久，而且精力十足，更奇特的是我喝酒後不再有宿醉的現象。當然，我自知不該生活萎靡，我會力求改進，但是不可否認的是諾麗果汁帶給我快樂和享受。

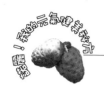

慢性支氣管炎和慢性中耳炎的現象居然完全消失了

台北市，男，何X欽，四十五歲

　　我在高中時因為患了感冒，延誤醫治的結果，造成了慢性支氣管炎，經常咳嗽或是呼吸不順。同時中耳也受到影響，經常從耳內流出濃汁，不但疼痛而且也影響到聽力，雖然看遍了各地名中西醫，也嚐試了針灸各種民俗療法，但是都無法根治，直到我服用諾麗果汁後，症狀就明顯的減輕了，我以每天早、中、晚各服30cc，為治療的劑量，結果五個星期後，我的慢性支氣管炎和慢性中耳炎的現象居然完全消失了，如今我已改成每天早上空腹喝30cc的保健劑量，以確保病情不再發作。

患了二十多年的哮喘病，居然奇蹟似的好了

屏東，男，陳X哲，五十一歲

　　我患有嚴重的哮喘病已經二十多年了，我不但每天都要按時服藥，同時必須時時注意有發作的可能，因此無論我走到那兒，都已養成藥不離身的習慣。有一次我的朋友帶給我許多比鴨蛋還大些的黃綠色果子，其味道非常特殊，他告訴我這是他自己種的諾麗果（Noni），把它打成果汁喝可能對我有幫助，並且給我一些有關諾麗的資料。為了不辜負他的好心，我就試著用諾麗果和鳳梨打成汁後，再加上蜂蜜來喝，結果當天晚上就睡得很香沉，第二天起床後精神非常好，於是我就繼續打果汁服用，一星期後，我忽然查覺到近一星期來氣喘一直沒發作，控制的非常好，因為我的生活起居和飲食習慣及藥物都沒改變，唯一不同的是我早、午、晚，喝了以諾麗果調成的果汁，後來我又向朋友拿了一些諾麗來製成果汁飲用，結果不到兩個月，患了二十多年的哮喘病，居然奇蹟似的好了。

　　如今我已經改喝瓶裝的諾麗果汁了，而且每天只需服用兩次，以維持我不必依靠藥物的標準。同時，值得一提的是我將諾麗果汁送給岳母飲用後，纏繞她多年的膝關節炎現在已經不痛了，如今她可以走動自如，每到一處就向人誇讚她有個孝順的好女婿。在此感謝我的朋友送給我諾麗果，也對諾麗的進口商表示衷心的欽佩。

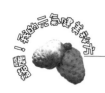

不再經常流鼻嚏，慢性中耳炎也痊癒了

桃園市，男，謝X寬，六歲

　　患有先天性免疫球蛋白G次群缺損症，從小免疫力低弱，經常感冒發燒，並且患有慢性鼻炎和中耳炎。飲用諾麗果汁不到一年，免疫力增強，感冒次數減少許多，慢性鼻炎也好轉了95％，不再經常流鼻嚏，慢性中耳炎也痊癒了，同時食慾增加，腸胃的消化和吸收率大有改善，體重增加，身體逐漸健康，現在已是個活潑可愛的小朋友。

已經是個標準的健康寶寶了

桃園市，女，謝X芹，九歲

　　出生後就一直體弱多病，從出生起至六歲半左右，經常感冒，並導致扁桃腺發炎及慢性中耳炎。所在的環境中如果有任何流行性疾病多不能倖免，並且發病期都比一般同年紀的兒童長許多。發燒更是常有的事，每月最高紀錄是發燒三至五次之多，並且每一次發燒都要持續七天之久，而溫度也經常高到三十九度。在民國89年元月開始服用諾麗果汁之後，足足有半年沒有發燒，並且扁桃腺炎和中耳炎也好了。現在已經九歲，體重三十六公斤，身高136公分，已經是個標準的健康寶寶了。

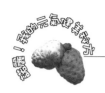

胃炎不藥而癒，子宮肌瘤從原有的三公分縮小成1.8公分

桃園市，女，李X瑩，四十五歲

患有慢性胃炎長達二十年，經朋友介紹，每天早上空腹飲用諾麗果汁30cc，大約一個月就感到胃痛、胃脹的情形減輕許多，再繼續飲用後，胃炎已經不藥而癒。更可喜的是臉上的黑斑也消退了一大半，而且又新長出許多烏黑的頭髮，最令人驚奇的是體內多年的子宮肌瘤居然從原有的三公分縮小成1.8公分了。現在還在繼續飲用諾麗果汁中，期望子宮肌瘤再縮小一點或是能維持現狀，而不必開刀。

改善了先天性纖維瘤的症狀

台北市，女，連X華，四十六歲

　　患有先天性纖維瘤，全身包括了臉部、手臂、腿部、前胸、後背以及腹部，都長出許多顆粒狀的纖維瘤，大的纖維瘤有如雞蛋般大，小的也有類似花生或豌豆粒大小。並且每粒腫瘤都非常硬實。因此影響到日常生活和行動的不便。睡眠時也常感到身上的硬塊而睡不穩。看了許多中、西醫也沒有辦法治癒。直到接觸到諾麗果汁後，每日早上飲用30cc，剛開始喝時，每天都排出許多黑色的糞便，一個月後，大約喝完一瓶時，就有了顯著的改善，小粒的纖維瘤消失了許多，至於沒有消失的瘤它們的顆粒也已經縮小和軟化了。因此，日常生活和行動也較前舒適，睡眠品質也大有進步，平時晦暗的面色也變白了，朋友們都驚為奇蹟。目前還在繼續飲用諾麗果汁，並且身體的健康狀態仍在逐步改善中。

Part ⑧ 後記

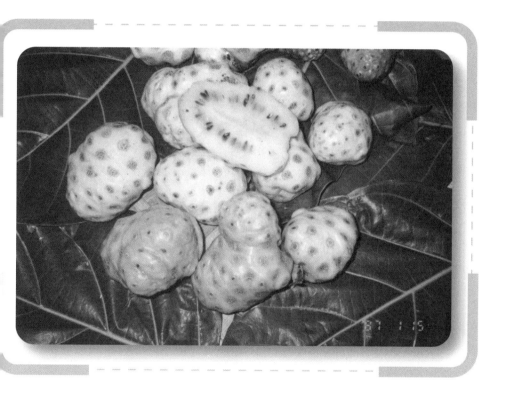

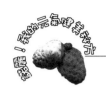

　　諾麗是南太平洋群島、夏威夷群島以及其他少數熱帶居民的天然保健食物，它是一種極為特殊的水果，如果不是因為它特異的味道，使許多人不易接受，諾麗應該早在前世紀、甚至遠至黃帝時代，就應該被世人所喜愛了。諾麗中的各種成分，目前已受到世界各國的生物學家、藥理學家和醫學家的共識，並且展開熱切的研究及印證，諾麗正逐漸脫去其幾千年來神秘的面紗，為二十一世紀帶來令人驚喜和興奮的科學新知。

　　雖然諾麗已深獲許多傳統醫學上的認可，也經過歐、美、日等國科學家們的證實，但這些也只是做為科學研究報告，並不表示諾麗絕對可以治療各種症狀，各人依照體質、生活環境與習慣的不同，對諾麗果汁的吸收效力也各有不同。這本書只是提供大家做為一般常識參考，而不是提供治療方法，身體的病痛，一定要與專業醫師配合治療。

　　希望在「預防重於治療」的正確健康理念下，人人都身體健康、青春永駐。

　　最後，我們還是要再三提醒大家，任何有益的食物，對大多數的人有益，但也會對少數人沒有作用，你的醫生是你的疾病醫護者，如果有任何病痛，不要自行醫治，必須請教你的醫師。

諾麗是養生保健的上品食物，希望大家都能從中獲益。
醫食同源，預防勝於治療！
祝——健康長壽！永保青春！

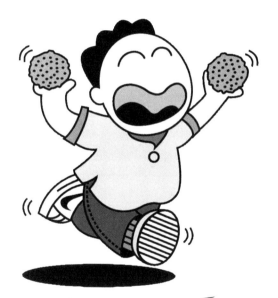

只須吃「一口」；不必吃「三口」
拒「山」珍海味；免堆積如「山」
病痛遠離去；「癌」症不上身

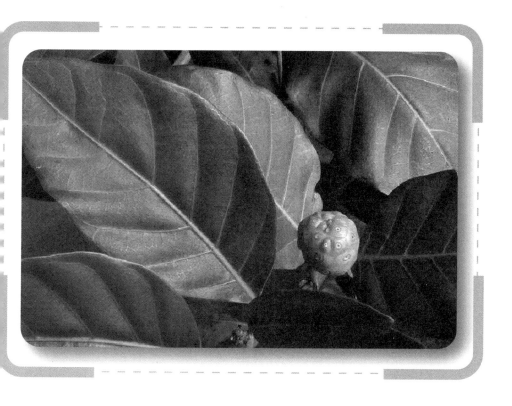

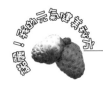

附錄 〔一〕

諾麗成份分析表（以英文字母排列）
已知諾麗中(Noni)的成份

Acacetin-7-o-beta-d(+)glucopyranoside 金合歡素三普林藜蘆七葡葡喃醣

Acetic acid 醋酸(乙酸)

Acubin 阿球冰 *音譯

Alanine 丙氨酸

Alizarin 二氫氧基蒽菎茜草素

Alizarin-alpha-methyl ether二氫氧基蒽菎茜草素-α-甲醚

Alkaloids (鹽基性)植物鹼

Aminobutyric acid 丁胺酸

Anthragellol 1,2,3 三羥蒽

Anthragallol-1,2 dimethylether三羥氧基蒽菎1,2雙基醚

Anthragallol-2,3-dimethylether 三羥氧基蒽醌-2-3雙基醚

Anthraguinones 氨茴P苯醌（蒽醌）

Arginine 精氨酸

Ascorbic acid 維生素C

Asparagine 天冬醯胺(天門冬鹼)

Aspartic acid 天(門)冬胺酸

Asparaginic acid 天(門)冬胺酸

Asperuloside 麴黴酸

Benzene 乙基甲基苯

Benzoic acid 安息香酸(苯甲酸)

Benzyl alcohol 安息香醇(苯甲醇)

Biotin 生物素(維生素H)

Butanoic acid 丁酸

1-Butanol 1-丁醇

n-Butyric acid 正奶酪酸(丁酸)

Calcium鈣

Campesteryl glycoside 葡萄醣甘凝酯醇

Campesteryl linoleyl glycoside 亞麻仁葡萄甘凝酯醇

Campesteryl palmintate 棕櫚酯凝酯醇

Campesteryl palmityl glycoside 棕櫚酯葡萄甘凝酯醇

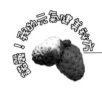

Campestrol植物性活性凝酯醇

Caproic acid 己酸

Caprylic acid 辛酸

Carbonate 碳酸

β-Carotene β-胡蘿蔔素

Chlororubiadin 氯甲蒽醌

Chromium 鉻

Citric acid 檸檬酸

Iso-Citric acid 異檸檬酸

Citrulline 瓜氨酸

Copper 銅

Cycloartenol 環狀類固醇(環阿屯醇)

Cycloartenol linoleate 環狀類固醇次亞麻仁油酸

Cycloartenol palmitate 環狀類固醇棕櫚酸

Cysteine 半胱氨酸

Cystine 胱氨酸

Damnacanthal 丹拿堪索 (丹寧卡)*音譯

Nor-Damnacanthal 正－丹拿堪索 *音譯

Decanoic acid 癸酸(羊酯酸)

5,6-Dihydroxylucidin 五六雙氫氧基亮氨酸

5,6-Dihydroxylucidin-3-β-primeveroside 五六雙氧基亮氨酸-3-β-櫻草糖

5,7-Dimethylapigenin-4'-0-beta-d(+)-galactopyranoside 五七雙甲基芹菜素半乳比喃醣

6,8-Dimethoxy-3-methylanthraquinone-1-0-beta-rhamnosylglucopyranoside 六八甲氧基三甲基蒽菎-鼠李醣葡萄比喃醣

(E)-6-Dodeceno-gamma-lacton

6-Dodeceno-y-lactone 十二基芳香內酯

8,11,14-Eicosatrienoic acid 8,11,14-二十碳三烯酸

Elaidic acid 反油酸

Ethyldecanoate 乙葵酸酯鹽

Ethylhexanoate 乙基己酸酯鹽

Ethlycoctanoate 乙基辛酸脂鹽

Ethylpalmitate 乙基棕櫚酸酯鹽

Ethylthiomethyl-benzene 乙基硫甲基苯

Eugenol 丁香酚

Ferric acid glucopyranoside 葡萄比喃醣

Flavonoids 類黃酮

Folic acid 葉酸(維生素B9)

Fructose蔗糖

Galactopyranoside 半乳糖皮蒽

Gampesteryl linoleate 亞麻仁酸酯鹽凝酯醇

Germanium 鍺

Glucose 葡萄糖

6-D-Glucopyranose penta-acetate 葡萄比喃糖五乙酸鹽

Glutamic acid 穀氨酸(麥胺酸)

Glutamine 穀氨醯胺(麥醯胺)

Glycerine 甘油

Glycine 甘氨酸

Glycoside苷 類,配糖體（葡萄苷）

Heptanoic acid 庚酸

2-Heptanon 二庚酮

Hexadecane 十六烷

Hexanamide 己酸銨鹽

Hexanedioic acid 己二酸

Hexanoic acid 己油酸

1-Hexanol 己醇-1

Hexose 己醣體(多醣體)

Hexyl hexanoate 己酸己酯鹽

1-Hexynol 1-己炔醇

Histidine 組氨酸

Hydroxyanthraguinone 氫氧基多醣

3-Hydroxy-2-butanol 3氫氧基二丁酮

Hydroxyglutamic acid 羥膠胺基酸(麥醯氨)(穀氨醯氨)

Hydroxylysine 賴氨酸(離氨酸)

7-Hydroxy-8-methoxy-2-methyl-anthraquinone 七氫氧基八甲氧基2-甲基蒽菎

3-Hydroxymorindone 三氫氧基桑色素酊

3-Hydroxymorindone-6-β-primeveroside 三氫氧基桑色素酊櫻草糖

Hydroxyproline 羥脯氨酸

Iso-dutyric acid 丁酸(異奶酪酸)

Iso-caproic acid 異己酸

Iso-fucosterol 異岩藻酯醇

Iso-fucosterol linoleate 異岩藻酯醇亞麻仁酯鹽

Iso-leucine 異亮胺酸(異白胺酸)

Iso-valeric acid 異纈草酸

Iron 鐵

Kalium (potassium) 鉀

L

Lactic acid 乳酸

Lauric acid 月桂酸(十二酸)

Leucine 亮氨酸(白胺酸)

Limonene 檸檬油精

Linolic acid 9,12-十八碳二烯酸

Linoleic acid 亞麻仁油酸

Lucidin 光澤汀

Lucidin-3-β-primeveroside亮氨酸三普林藜蘆

Lysine 賴氨酸(離胺酸)

Magnesium 鎂

Manganese 錳

Methionine (2)-胺基[4]甲硫基丁酸

1-Methoxy-2-formyl-3-hydroxyanthraquinone 1-甲氧基-2-甲醯-3-羥氯蒽醌

2-Methylbutanoic acid 二甲基丁酸

3-Methyl-2-buten-1-ol 三甲基二丁烯醇

3-Methyl-3-buten-1-ol 三甲基三丁烯醇

2-Methyl-2-butenyl decanoate 二甲基二丁烯癸酸

2-Methyl-2-butenyl hexanoate 2-甲基-2-丁己酸酯鹽

24-Methylcycloartanol 二四甲基環己醇

Methyldecanoate 甲基癸酸酯鹽

Methyledaidate 甲基反油酸酯鹽

24-Methylenecholesterol 二四亞甲基膽固醇

Methylhexanol 甲基己酸

Methylocatanoate 甲基辛酸酯鹽

Methyloleate 甲基油酸酯鹽

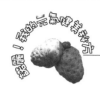

Methylpalmitate 甲基棕櫚酸酯鹽

2-Methylopropanoic acid 二甲基丙酸

3-Methylthiopropanoic acid 三甲基硫代丙酸

Methyl-3-methylthio-propanoate 三甲基硫丙酸酯鹽

2-Methyl-3,5,6-trihydroxy-anthraquinones 2-甲基-3,5,6-三羥氧一蒽醌

Molybdenum 鉬

Morenone-1 慕立酮-1

Morenone-2 慕立酮-2

Morindadiol (橄樹桑色)雙醇

Morindanigrine (橄樹)生物鹼

Morindin 橄樹苷

Morindone 桑色素酊

Morindone-6-primeveroside 桑色素酊-6-

Mucilaginous matter 普林藜蘆黏液物質

Myristic acid 肉豆蔻酸(十四酸)

Natrium (sodium) 鈉

Niacin 菸鹼酸(維生素B3)

Nonanoic acid 壬酸(九酸), 玫瑰油,薄荷油

Nordamnacanthal *正丹拿堪索 *音譯

Nucleic acid 核酸

Nucleotide 核甘酸

Octadecenoic acid 十八烯酸(十八烷醯基)

Octanoic acid 辛酸

Oleic acid 橄欖油酸(油酸)

Palmitic acid 棕櫚酸(軟酯酸)

Panthenol (pantothenic acid) 泛酸(維生素B5)

Paraffin 植物性臘質

Pectins 果膠

Pentose 戊醣(核醣,木醣)

Phenolic acid 石碳酸(酚)

Phenolic body 酚基鹼(水楊酸鹼)

Phenylalanine 苯丙氨酸

Phosphate 磷酸鹽

Phosphorus 磷

Physciaic acid 非斯酸

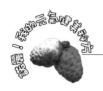

Physcion 非斯酮

Polysaccharide 多醣

Potassium 鉀

Primeverose (Glucose-6-O-d-xyloside) 櫻草糖

Proxeronease 賽洛寧轉化酶

Proxeronine 賽洛寧原

Proline 脯氨酸

Protein 蛋白質

Pyridoxine 維生素B6

Resins 松香酯(樹脂)

Rhamnose 鼠李醣(脫氧六碳酸)

Riboflavin 維生素B2(核黃素)

Ricinoleic acid 篦麻油酸

Rubiadin 茜草根定

Rubiadin-1-methylether茜草根定-甲基醚

Rubiadinmonomethylethyl 茜草根定單一甲基乙基

Scopoletin 7-羥-6-甲基香豆素(東莨菪內酯,東莨菪甘元,莨菪亭,莨菪酚)

Selenium 硒

Serine 絲氨酸

Sitosterol 穀固醇

β-sitosterol β-穀固醇(β-穀脂醇)

Sitosteryl glycoside 葡萄醣甘穀固醇

Sitosteryl linoleate 亞麻仁酸鹽穀固醇

Sitosteryl palmitate 棕櫚酸鹽穀固醇

Sodium 鈉

Soranjidiol 類固雙醇

Stearic acid 硬脂酸(十八酸)

Sterols 麥角凝酯醇(類固醇)

Stigmasterol 豆固醇

Stigmasteryl glycoside 葡萄醣甘豆固醇

Stigmasteryl linoleate 亞麻仁酸鹽豆固醇

Stigmasteryl linoleyl glycoside 亞麻仁葡萄醣豆固醇

Stigmasteryl palmitate 棕櫚酸鹽豆固醇

Stigmasteryl palmityl glycoside 葡萄棕櫚酸鹽豆固醇

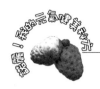

Sucrose 蔗糖

Sulfur (Sulphur) 硫

Terpene compounds萜烯類化合物

Terpenoids 無萜油酯鹽

Thiamin 硫胺(維生素B1)

Thiamin(e) (維生素B1)

Threonine 蘇氨酸(羥丁胺酸)

Trioxymethyl-anthraquinone 三甲氧基-氨茴P苯醌

Tryptophan 色氨酸

Tyrosine 酪氨酸

2,5-Undecadien 2,5, 十一醇

Undecanoic acid 篦麻油酸(十一酸)

Ursolic acid 熊果酸(五環萜烯酸)

Urson (同Ursolic acid) 熊果酸(五環萜烯酸)

n-Valeric acid 正纈草酸(戊酸)

Valine 纈氨酸

Vitamin A 維生素A

Vitamin B1(Thiamine)

維生素B1(硫胺)

Vitamin B2 (riboflavin) 維生素B2 (核黃素)

Vitamin B3 (Niacin，Nicotinic Acid，Niacinamide，)菸鹼酸 (維生素 B3)

Vitamin B5（Panthenol;Pantothenic acid）維生素B5(泛酸;泛酸鈣)

Vitamin B6 (Pyridoxine) 維生素B6

Vitamin B9 (Folic acid) 維生素B9(葉酸)

Vitamin B12 (Cobalamin) 維生素B12

Vitamin C (Ascorbic acid)維生素C

Vitamin E(Tocopherol)維生素E

Vitamin H (Biotin;coenzyme R)

維生素H (生物素)

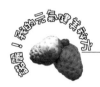

Xeronine賽洛寧

Zinc 鋅

附錄〔二〕
美國食物分類規範

★一般農產品級(Conventional)

美國聯邦食物藥品暨化粧品管理局(F.D.A.)嚴格規範農藥及農業化學劑包括化肥、除草劑、生長激素、殺蟲劑等之劑量使用。【合乎此耕作之一般農業產品給予一星評價】

★★100%天然級(All Nature)

一般農產品所壓榨出100%，不加水的蔬果汁，但允許添加適量糖份，例如柳橙汁、葡萄汁等。【給予二星評價】

★★★三年過渡級(Transitional)

經美國州政府農業局檢測土壤殘留化學成份，需經三年以上休耕，未達休耕期限前之過渡時期，停止使用農業化學劑所生產之農產品。【給予三星評價】

★★★★(環境)生態級(Ecological)

休耕期滿土壤已無殘留化學成份，同時耕作方式無農藥及化學劑的使用，但距離農場三十公里內有工廠之落塵。【給予四星評價】

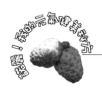

★★★★★有機級(Organic)

休耕期滿，並且在農場方圓三十公里範圍亦無污染源；且完全不使用農藥及化學劑耕作之農產品。【給予最高評價五星】

因此在自然生態環境加上人為控制而達成零污染標準，則稱為「有機食物」（零污染食品）(organic food)

附錄〔三〕
有關諾麗的中英文參考書目

Tahitian Noni Juice : How Much, How Often, For What by Neil Solomon,M.D.,Ph.D.

The Tropical Fruit with 101 Medicinal Uses--Noni Juice by Neil Solomon,M.D.,Ph.D.

中譯：具101種醫藥功能的帶果子—諾麗汁　尼爾‧所羅門 醫學博士

Noni: Nature's Amazing Healer by Neil Solomon,M.D.,Ph.D.

中譯：大自然的靈藥—諾麗 尼爾‧所羅門 醫學博士

Noni, Morinda Citrifolia by Rita Elkins

Noni Aspirin Of The Ancients By Diana Fairechild

42 Ways to Use Noni skin Lotion by Isabelle Navarre-Brown

76 Ways to Use Noni Fruit Juice by Isa Navarre

Hawaiian Noni: (Morinda Citrifolia) by Rita Elkins

The Noni Revolution: Today's Tropical Wonder That Can Battle Diseasc, Boost Energy and Revitalize Your Health by Rita Elkins

Island Noni by Woodland Publishing

Simply Noni (Morinda Citrifolia) Ancient Health Miracle for Modern Times

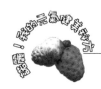

by Tonita d' Raye

Noni by Diana Fairechild

Cancer - How and in Treatment and Prevention by Dr. Neil Solomon

Noni - Nature' s Gift to Cancer Patients by Isa Navarre

Noni - Nature's Gift to Diabetics By Emily Freeman and Isa Navarre

Tahitian Noni Juice - the Pain Fighter (Arthritis/Pain) by Neil Solomon,M.D.,Ph.D.

Kids Need Noni by Emily Freeman and Isa Navarre

Simply Noni - Second Edition by Tonita D Raye

Noni Mom by Cindy Frame

Noni With A Mother's Love by Dr. Chris Winsley

Noni Through Your Body by Dr. Steve Hall

中譯：跟著諾麗探索你的身體　史帝夫‧霍爾 醫學博士

Noni: From a Medical Perspective by Dr. Neil Solomon

Noni-Healing and You by Scott Gerson,M.D.

Why Noni works by Melanie Alfred, B.Sc., N.D., Grad.Dip. Clinical Nutrition

Doctor to Doctor-Clear Answers to Your Patients' Questions about Noni Juice by Neil Solomon, M.D., Ph.D.

The Noni Phenomenon by Dr. Neil Solomon

Noni For Pets by Dr. Gary Tran

Noni Juice and Addictions - A Way Out! by Dr. William McPhilamy

Healing Noni - Polynesia's Natural Pharmacy by directsource

Healing Secrets of Noni by Isa Navarre

Tahitian Noni Juice on Arthritis by Dr. Neil Solomon

Noni Photo Booklet by Directsource

The Noni News Letter Vol. 21 #2 - Noni Juice and Addictions by Dr. Heinicke & Dr. McPhilamy.

Noni's Xeronine Story by Dr. Ralph Heinicke

Tahitian Noni The Ultimate Yin/Yang Balance by Mian-Ying Wang, M.D.

Weight and Hormone Imbalances: How Noni Can Help by Dr. Neil Solomon

53 Ways to Use Noni Fruit Juice by Isabelle Navarre-Brown

Prize herb of the South Pacific - Polynesian Noni by Rita Elkins

大溪地諾麗 100 Q & A Vol. 1 & 2 陳英偉

健康新希望—橘葉巴戟 (Noni) 久鄉晴彥 醫學博士

神奇的諾麗—諾麗果健康法 張慧敏

讀書手札

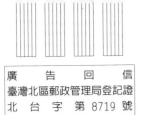

廣　告　回　信
臺灣北區郵政管理局登記證
北　台　字　第 8719 號
免　貼　郵　票

106-□□
台北市新生南路3段88號5樓之6

揚智文化事業股份有限公司　　收

□□□-□□
地址：　　　市縣　　鄉鎮市區　　路街　段　巷　弄　號　樓
姓名：

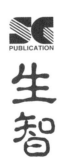

PUBLICATION

生
智

 書號 D9123　　　　書名 諾麗！我的元氣健美秘方

IH BOOK　SHENG-CHIH BOOK　SHENG-CHIH BOOK　SHENG-CHIH BOOK　SHENG-C
-CHIH BOOK　SHENG-CHIH BOOK　SHENG-CHIH BOOK　SHENG-CHIH BOOK　SHEN

生智文化事業有限公司

讀·者·回·函

感謝您購買本公司出版的書籍。
為了更接近讀者的想法，出版您想閱讀的書籍，在此需要勞駕您詳細為我們填寫回函，您的一份心力，將使我們更加努力！！

1. 姓名：_____

2. E-mail：_____

3. 性別：□ 男 □ 女

4. 生日：西元_____年_____月_____日

5. 教育程度：□ 高中及以下 □ 專科及大學 □ 研究所及以上

6. 職業別：□ 學生 □ 服務業 □ 軍警公教 □ 資訊及傳播業 □ 金融業
　　　　　 □ 製造業 □ 家庭主婦 □ 其他_____

7. 購書方式：□ 書店 □ 量販店 □ 網路 □ 郵購 □ 書展 □ 其他_____

8. 購買原因：□ 對書籍感興趣 □ 生活或工作需要 □ 其他_____

9. 如何得知此出版訊息：□ 媒體_____ □ 書訊 □ 逛書店 □ 其他_____

10. 書籍編排：□ 專業水準 □ 賞心悅目 □ 設計普通 □ 有待加強

11. 書籍封面：□ 非常出色 □ 平凡普通 □ 毫不起眼

12. 您的意見：_____

_____

13. 您希望本公司出版何種書籍：_____

☆填寫完畢後，可直接寄回（免貼郵票）。
　我們將不定期寄發新書資訊，並優先通知您
　其他優惠活動，再次感謝您！！

新思維・新體驗・新視野　　　　新喜悅・新智慧・新生活

PUBLICATION